ADELGAZAR CON TU MENTE

El Secreto Del Gran Cambio

Francisco Fernández y Enrique Flores

Título: Adelgazar Con Tu Mente

© 2017, www.adelgazarcontumente.com

© De los textos: Francisco Fernández y Enrique Flores

Ilustración de portada: www.escritoyhecho.com

Revisión de estilo: www.escritoyhecho.com

1ª edición

AVISO LEGAL

La aplicación de este libro no está pensada para reemplazar ningún tipo de tratamiento, bien sea médico, psicológico o de cualquier comportamiento vigente en el país donde resides.

Consulta siempre a tu médico si tienes dudas al respecto del uso de este libro. .

Importante: Si tiene problemas de salud o deseas iniciar cualquier programa de salud o nutrición, deberás consultar primero a tu médico de cabecera.

Nuestro programa se aleja de las dietas milagro y te ayudará a reeducar tus hábitos alimenticios conociendo la auténtica verdad.

Si sigues los pasos y tomas las medidas pertinentes, ¡verá los resultados!

Incluso si solo incorpora el 30 % de lo que considera este material y reeduca su mente verá con satisfacción como el peso se volatiliza sin esfuerzo y además esta vez lo mantendrá una vez perdido.

Dile adiós a tu grasa para siempre...

¡Disfrútalo!

Clínica Mallorca

www.adelgazarcontumente.com

Agradecimientos

Primero quiero manifestar mi agradecimiento al universo por tener esta maravillosa familia: Mi mujer Malin, mi hijo Patrick y a mi pequeña Alice. Ellos son mi motivación principal en cada cosa o proyecto que decido hacer. Os quiero mucho!

Igualmente a toda mi familia, mi padre y mi madre, mi sobrino Jose y Manuel, así como mi hermano y resto de familia.

Ahora manifestar mi agradecimiento a algunos de quienes directa o indirectamente, contribuyeron al resultado del libro, ya que me sería imposible mencionarlos a todos.

Agradecer a mi colega el Dr. Enrique Flores por haber colaborado en este proyecto conjunto "Adelgazar Con Tu Mente", para ayudar al mayor número de personas.

Y finalmente agradecer a Juan y otras personas por habernos permitido seguir su evolución en vivo, y poner en práctica el método "Adelgazar con tu mente".

ÍNDICE

TU PLAN DE ACCIÓN - COMIENZA AHORA

www.adelgazarcontumente.com/libro   CONTRASEÑA: adelgazar17

DESCARGA GRATIS TU AUDIO LIBRO (SORPRESA ADICIONAL)

VÍDEO CURSO GRATIS: Revela el Secreto para que tu mente subconsciente trabaje de forma eficaz en la pérdida de peso.

Introducción

Primero quiero darte la bienvenida y felicitarte sobre todo por decidir dar este primer paso hacia tu cambio.

Lo creas o no, hay un factor psicológico que entra en juego cuando estás tratando de perder peso.

Cuando tienes todas las herramientas que necesitas, puedes convertirte en un excelente intérprete en casi todo lo que haces en la vida.

Y una de esas herramientas es tu propia mente; un elevado estado de ánimo te dará la motivación, el compromiso y las habilidades necesarias para superar los obstáculos que te puedes encontrar, así como las tentaciones y las distracciones en el camino.

¿Piensas que esto es muy difícil para ti? ¡Piénsalo otra vez! Si tienes una mente preparada, hará que tu reto sea mucho más divertido, más fácil, más excitante y serás capaz de desarrollar los cambios hacia un estilo de vida más saludable para que se quede contigo para siempre.

Tu mentalidad controla tu comportamiento, acciones y pensamientos. A medida que las personas crecen, se desarrollan los hábitos y las asociaciones que rigen su vida. La mayoría de estos hábitos son controlados por nuestro subconsciente.

El hecho de pensar, implica utilizar diversas técnicas y estrategias para controlar tu comportamiento mediante el control de tus pensamientos y acciones.

Al obtener una determinada forma de pensar, tendrás una preparación para reemplazar viejos hábitos y las asociaciones que formaban tu pensamiento, en primer lugar, con nuevos y más positivos hábitos, lo que te permitirá obtener la pérdida de peso y ser más feliz mientras lo haces.

El correcto desarrollo de la mentalidad no se produce de la noche a la mañana. Toma un poco de tiempo y esfuerzo, pero al final, vale la pena el tiempo que vas a pasar haciéndolo.

Tendrás que supervisar periódicamente tu progreso y tu comportamiento. A veces será fácil, en otros momentos no.

La buena noticia es que hay algunas formas sencillas para empezar a pensar positivamente.

1. Escribe tus metas, debes escribir el peso al que desea llegar.

Cuando lo hagas, anotas cualquier otra meta personal que puedas desear en lo que respecta a tu vida en general.

2. Sé específico acerca de cuáles son esas metas.

Tus objetivos son importantes.

3. Asignar un plazo.

Al asignar una fecha límite, te pones a trabajar para conseguir tus objetivos.

4. Que tus metas sean medibles y alcanzables.

No trates de realizar más de lo que eres capaz. Si necesitas bajar 100 kilos, no esperes hacerlo en unas pocas semanas. Date el tiempo suficiente para hacerlo de una manera sana.

También podría tratar de romper las metas hacia incrementos más fáciles. Puedes decir que vas a perder 7 kilos en los próximos meses. Luego dirás lo mismo el próximo mes. Finalmente, llegará a ese objetivo y sentir la satisfacción de ser más ligero de lo que eras antes.

5. Céntrate en los objetivos de todos los días.

Al centrarte en tus metas, las tendrás en mente todo el tiempo y estarás así en el camino hacia el logro del éxito.

6. Tienes que tener compromiso con esos objetivos a toda costa.

Hay una razón por la que quieres lograr esos objetivos. Cuando se acometen, los objetivos se convertirán en el foco de tu mente y será mucho más fácil de realizar.

El desarrollo de una psicología para la pérdida de peso te ayudará a alcanzar las metas que te has propuesto y a darte cuenta de en que consiste el éxito. Apuntar alto, exigir convertirte en el tipo de persona que quieres ser y vivir la vida que deseas y mereces.

Nosotros no estamos teniendo en cuenta el poder de los sueños, sino el poder y la capacidad para lograr esos sueños.

1. Cuerpo, Mente y Espíritu

La razón por la cual comienzo así; es porque muchas personas quieren cambiar su cuerpo, bajar de peso o comenzar a comer de una forma saludable; sin embargo, pocas personas son conscientes de que en realidad somos cuerpo, mente y espíritu.

Para hacer que las cosas sucedan, operamos en todos los niveles de nuestro ser: espiritual, mental, emocional y físico. Esto es algo que seamos conscientes o no, estamos haciendo todo el tiempo, y si somos un poco más conscientes de todo ello no solo va a ser más efectivo nuestro proceso de cambio sino que ahora si va a ser posible conseguirlo.

A lo largo de este programa descubrirás secretos que te permitirán conocer la razón por la cual no has perdido peso con éxito antes. Y si lo has hecho porque ha sido tan difícil mantenerlo o porque tuviste ese conocido efecto rebote, el siempre desagradable efecto yo-yo.

Posiblemente has probado de todo, pero déjame serte sincero; nada de todo eso funciona a largo plazo si tu CUERPO, MENTE y ESPÍRITU no están completamente en "unión, congruencia y trabajan juntos" porque todos ellos están muy estrechamente unidos a lo largo de toda nuestra vida.

Este libro es perfecto tanto para personas que desean perder unos kilos más y no volver a recuperar, como para personas que tienen un sobrepeso mucho más elevado.

Primero, déjame decirte algo de lo más profundo de mí...

El problema de sobrepeso está en unos índices muy elevados, incluso afecta casi a la mitad de los adolescentes y es un problema muy duro (muy difícil) de solucionar si confías en dietas basadas en restricciones, esa es la auténtica realidad seas consciente o no de ello. Incluso si tienes algo de resultados, te resultará imposible mantenerlo toda una vida... ¡punto!

Como es algo muy común, de vez en cuando escucho a personas que desean perder peso y lo primero que hacen es comenzar con "La dieta x, la dieta y...", sin embargo, no hacen prácticamente nada para preparar su mente de forma efectiva.

Y cuando digo, preparar... ¡Sí!, me refiero a prepararte realmente. Piensa e imagínate en algún momento de tu vida en que has logrado algo, y que estabas muy seguro de que lo ibas a conseguir o alcanzar; eso es posiblemente estar lo que más se asemeja a tener tu mente preparada, porque estás realmente muy convencido/a de que lo vas a lograr aunque haya sucedido sin tú ser consciente.

Claro, esto es algo que puede fluir u ocurrir desde nuestra mente mediante un proceso natural, que nos ha llevado tanto consciente como inconscientemente a tener esa determinación.

En algunas personas esto puede ocurrir de forma espontánea o provocado por su propia mente, a pesar de que la persona no sepa el porqué de tanta determinación para llevar a cabo una acción determinada.

> **"No conseguimos las cosas cuando sólamente las queremos, sino cuando tenemos determinación total ante lo que queremos"**
>
> **Francisco Fernández**

Entonces, ¿no es cierto que iremos mejor preparados si hacemos algo y tenemos una preparación previa?

Incluso personas que son maestros en algo o destacan brillantemente, como puede ser deportistas, cantantes, actores, etc. se preparan antes de competir, antes de hacer un concierto y antes de una actuación.

Normalmente, ellos tienen entrenadores o coaches, y se preparan en todos los niveles posibles para conseguir destacar.

No hace mucho estuve conversando con un conocido y amigo actor, el cual me decía que para grabar un simple episodio de unos 50 minutos, tenían que estar unos 8 días grabando. Es decir, trabajando duro durante 12 horas cada día. Así, el resultado final es luego lo que ves en la Televisión.

Y tanto si eres una persona que sabe tomar decisiones, aunque a veces te cueste, o no sepas en absoluto, este libro te ayudará a prepararte mentalmente para que seas consciente de la importancia de tomarlas y crees tu camino, realmente con éxito.

Posteriormente, refiriéndonos a tu alimentación comenzaré diciéndote que la mejor dieta es la que puedas hacer toda la vida, ello no solo garantizará tu éxito, sino también que tus resultados se mantengan verdaderamente.

Y tú en definitiva eres la persona que al final con tus gustos e identidad vas a elegir qué comer y que no, a pesar de tener una buena y saludable opción frente a ti.

Es decir, tu dieta será aquella que puedas hacer toda la vida, y te sientas muy a gusto; esta es la única fórmula con la cual conseguirás acercarte a tu peso ideal de forma saludable y además mantenerte así en el tiempo.

Además, siempre podrás ir adaptándola poco a poco ti personalmente, dependiendo tus gustos, a lo que te dedicas, etc.

Y cuando digo "dieta" no significa comer solo con restricciones y con unas directrices llenas de cosas prohibidas en tu día a día, sino marcar tu plan alimenticio basado en la realidad de los alimentos, en opciones siempre saludables y beneficiosas para ti, así como todo lo importante que debes saber para ser consciente también de tus decisiones y que lo tengas en cuenta.

Porque si sigues una dieta con restricciones, seguro que te va a funcionar a corto plazo pero posiblemente no solo estás arriesgando tu salud, sino que antes o después, abandonarás esa dieta por falta de disciplina, paciencia, y tal vez puedas acabar en algunos casos bastante mal.

Incluso me atrevo a decirte que es excelente que falles haciendo esto, porque de lo contrario estarías poniendo tu salud en verdadero peligro. Y como no, tu mente se da cuenta de tu falta de nutrientes y absolutamente invierte el proceso generando el deseo imperioso de romper todas esas restricciones.

En realidad, lo hace por y para ti, para salvaguardarte. Aunque tú creas conscientemente que no puedes, que es imposible seguir ese plan, que nada funciona contigo, y todos esos mensajes prácticamente similares que puedes haber recibido internamente en innumerables situaciones o momentos de tu vida.

Imagina, es simplemente como si coges una botella de agua de litro y medio y la mantienes arriba con tu mano haciendo equilibrios. Seguro que puedes unos instantes, quizás un minuto, pero tal vez no toda la vida, ¿verdad?

Hay personas que tratan de comer más saludablemente para mejorar su salud, y hay mucha gente también que simplemente quieren adelgazar a toda costa haciendo prácticamente cualquier tipo de cosas; como puede ser tomar cualquier píldora que escuchó o le dijo cualquiera, o comiendo solo un alimento durante una semana, etc.

En realidad podemos estar delgados, y podemos conseguir estar más saludables o no. Podemos estar incluso delgados y tener problemas de salud como el tan conocido hoy en día... El colesterol. Es decir, la delgadez a cualquier precio no es la solución para estar más saludables.

Entonces, por supuesto que debemos adaptarnos al momento, a las circunstancias y sobre todo desarrollar el músculo de la flexibilidad responsable. Ser flexible ante tu meta es realmente también comenzar a estar preparado y tener seguridad en ti.

De hecho, cuando marcamos una fecha muy exacta, y queremos hacerlo todo tan perfecto, esta perfección nos va a llevar al miedo. No necesariamente tiene porque ser así, pero posiblemente algo similar te haya podido ocurrir.

Pero en realidad no hay nada ni nadie perfecto, ¿no crees?

Tenemos que erradicar el mito del perfeccionismo, porque no solo haciéndolo perfecto llegaremos a la meta. También existen otras opciones, necesitamos hacer las paces también con nuestras debilidades, porque solo cuando las reconocemos nos podemos volver fuertes también.

> *"Lo importante no es hacerlo perfecto, sino saber que vamos en la dirección correcta para alcanzar nuestras metas."*
>
> *Francisco Fernández*

Yo te diré en este punto un secreto... cuando afirmamos con tanto deseo hacerlo absolutamente perfecto, realmente lo que estamos manifestando es que sentimos miedo, porque tú tratas de convencerte de algo que en el fondo intuyes que no podrás alcanzar ni hacer que perdure en el tiempo.

De hecho, date cuenta de que las personas delgadas de forma natural no se preocupan por comer determinados productos de manera obsesiva o están sujetas a restricciones tan perfectas, y es muy común oír decir a las personas que desean adelgazar; "me gustaría poder comer como él o ella, que come de todo pero no engorda", ¿te ha pasado alguna vez?

Las personas delgadas no hacen dieta aun comiendo de todo. En definitiva, poco de todo es algo habitualmente saludable o simplemente un buen comienzo a tener en cuenta.

También, sé consciente de que las personas delgadas no se preocupan o se obsesionan por comer los famosos productos "cero" o "light", aunque puedes hacerlo si deseas, y tampoco las personas delgadas hacen dieta como mencioné anteriormente aun comiendo de todo"

En definitiva, un poco de todo es algo habitualmente saludable, pero los excesos pueden llevarte a alejarte de tu meta, a gastar mucho dinero o bien a usar muchos edulcorantes también.

Este es un secreto que aunque ahora no eres consciente, conocerás un poco más adelante. Por supuesto, los edulcorantes y productos light te pueden ayudar a bajar porque aportan menos calorías y en algunos casos están más libres de grasa y por lo tanto son más saludables, pero si te restringes "antes o después" tu mente puede sabotearte por todas esas calorías que le das de menos. ¿Recuerdas el efecto rebote, la gula, la ansiedad...?

Con mi sistema desarrollarás habilidades mentales de fácil uso y también muchos secretos que pueden hacerte cambiar la forma en cómo piensas ahora y que catapultará tu resultado.

Además, el sistema produce resultados tan rápidos y sorprendentes que es casi increíble. De hecho, profesionales de la salud, y muchos de mis alumnos están convencidos de que es el sistema más fácil, rápido y saludable para la pérdida de peso y adelgazar.

Y la razón principal de ello es porque descubrí como poder programar nuestra mente subconsciente de forma efectiva y que verdaderamente aprenda desde un nivel muy profundo.

Los hábitos de tu vida pueden ser reaprendidos y estos deben ser los cimientos de cualquier buen programa, esta es la única manera en la que te convertirás en una persona delgada permanentemente en buena forma, saludable y libre de las dietas milagrosas que ponen en peligro tu salud y que al final todas terminan con el desagradable efecto Yo-Yo.

Hagamos matemáticas, si pierdes tan solo 4,5 kilos al mes. En 6 meses habrás perdido 25 kilos. ¿Te imaginas? ¿No es eso velocidad? Muchas personas se esfuerzan primeramente en querer perder 2 a 3 kilos a la semana o bien de 8 a 10 kilos al mes; aunque sinceramente también es posible.

Sin embargo, si haces mucho sacrificio y no tienes incluso ningún tipo de preparación inicial, es normal que tu metabolismo se ralentice como consecuencia del espíritu de supervivencia. ¿Justo?

Lógicamente, la mente es la que dirige y manda por ello a veces nos resulta muy difícil perder peso y si seguimos dietas estrictas nuestra mente tenderá a pedirle a nuestro cuerpo una dosis de alimentos más alta después de terminar con estos grandes esfuerzos, así se asegurará la provisión de reservas para posibles amenazas en un futuro.

¿Te has parado a pensar porque después de comer un dulce apetitoso o comer un día más de lo habitual en tu dieta consigues aumentar tu peso rápidamente?

Imagina con este simple ejemplo, cuando ganamos menos dinero tendemos a gastar menos e igualmente ocurre con la comida. Cuando comemos más, tendemos a querer más y cuando comemos menos, nuestro cuerpo gastará menos y ello repercute directamente en tu metabolismo.

¿Has sentido alguna vez que no comes mucho, pero sin embargo no consigues adelgazar? Ello también se debe a una mala alimentación porque así cada vez se ralentiza más tu metabolismo con el tiempo.

La buena noticia es que todas las cosas que haces automáticamente como llevar una bici, leer, escribir, caminar, etc. han sido condicionadas y aprendidas por tu mente inconsciente.

Por supuesto, algunas cosas probablemente te llevaron más tiempo para hacerlas automáticamente.

Sin embargo, he desarrollado un proceso mental para ayudarte a entrar a tu mente inconsciente y enseñarle paso a paso lo que debes hacer para que puedas adelgazar mucho más fácilmente siendo más corto el proceso.

Incluso he interiorizado conceptos más avanzados para que entiendas mucho más, cómo funciona nuestra mente como nuestro cuerpo a nivel inconsciente.

¿Pero por qué deberías escucharme? La razón principal es simplemente porque mi sistema funciona y está probado. He ayudado a miles de personas alrededor del mundo a transformar sus cuerpos y vidas.

¿Recuerdas el ejemplo del actor?... X horas de trabajo solo para un breve corto periodo de tiempo grabado. Igual es para un mago en el escenario, mucha práctica y trabajo para que veamos solo unos cuantos minutos en el escenario.

Exactamente de la misma forma podemos cambiar a nuestra mente para que vaya a nuestro favor y este es mi objetivo; enseñarte secretos que antes no sabías, y ayudarte a reprogramar tu mente con respeto a la comida al igual que hemos hecho con mucha gente que ya ha conseguido resultados excelentes.

Puedes ver resultados en

http://www.adelgazarcontumente.com/resultados

En nuestra cultura occidental nuestras vidas son apreciadas como solo una manifestación física. Es decir, algo mecánico, nuestros pensamientos reproducen la visión de nuestras acciones, como cuando vemos una película; nos vemos caminando, nos vemos conduciendo, nos vemos yendo a trabajar, incluso nos vemos tratando tratamos de cuidarnos.

Y si tratamos de crear nuestra realidad desde un punto emocional o espiritual, nos pueden ver o tratar como de locos. Pero precisamente tiene una gran conexión e influencia continuamente en nuestra vida porque nosotros nos manifestamos de acuerdo con las creencias que tenemos, los sentimientos que se derivan de esas creencias y también de nuestras propias acciones.

Con ello podemos comenzar a poner en piloto automático nuestros objetivos y metas en un sueño virtual expresando lo que queremos aquí y ahora.

De hecho, cualquier objeto que veas a tu alrededor, como puede ser tu propio ordenador, este libro, una pelota, un coche. Han sido creado dos veces; uno en la mente de la persona que lo ha creado y luego en la realidad física.

Una persona tuvo que pensarlo, crearlo en su mente e involucrando la emoción hasta el punto en el que se crea en la realidad física y ahora lo puedes ver a tu lado ese objeto o puedes tener este libro en tus manos.

Es impresionante, pero profesiones creativas como por ejemplo arquitectos, pueden ver tu futura casa sin haber plasmado nada aún en la realidad física, tan solo en un plano en papel. Así que primero crea tu sueño en piloto automático en tu mente, y permítete el tiempo necesario para que posteriormente se plasme en la realidad física.

2. Cómo Desarrollar Una Actitud de Éxito.

Debemos comenzar a entender nuestro cuerpo y sus señales para que podamos tener una actitud mental adecuada en el proceso y tengamos paciencia también durante el mismo.

De hecho, nuestro cuerpo baja de peso de una forma escalonada, y ello es la principal razón por la que muchas veces no vemos resultados al principio o bien el factor psicológico nos hará abandonar nuestro nuevo hábito alimenticio.

Para ello debemos desarrollar una actitud positiva ¿Te imaginas hacer una actividad y comenzar sin ganas? ¿Cómo terminarías o cuanto durarías?

También una de las principales razones por la cual posiblemente te ha costado perder o bajar peso hasta ahora es porque tu vehículo mental va en dirección opuesta. Es decir, es como si quisieras coger tu coche e ir de una ciudad a otra y tu mente consciente son las ruedas traseras yendo en el sentido correcto sin embargo tu mente subconsciente fuesen tus ruedas delanteras y marchasen en dirección opuesta. ¿Podrías llegar a la meta? No, ¿verdad?

Por ello si comenzamos un nuevo plan y tan solo lo deseamos por unas semanas, solo con la intención de perder peso momentáneamente, prevalecerá nuestro sistema automático anterior en nuestra mente.

Y es que si comenzamos pensando que nos vamos a privar durante un lapso determinado de tiempo, que lo vamos a pasar mal, etc. prevalecerá nuestro anterior y equivocado programa mental.

¿Has escuchado alguna vez... la dieta para el verano, o para una fecha X concreta como puede ser una boda, un viaje, etc.? Así de esta forma, tan solo estamos sugestionando a nuestra mente de que tal vez lo vamos a conseguir o incluso puede que ya lo hayas conseguido anteriormente, pero igualmente prevalecerá tu programa anterior y una vez pasada esa situación X, vuelves a recuperar otra vez ese peso surgiendo así nuevamente el famoso efecto Yo-Yo.

Existen múltiples razones por la cual tu mente subconsciente ha asociado placer a cierto tipo de alimentos e incluso actitudes sobre la comida mensajes que nos han llegado a través de la educación que hemos recibido, por la publicidad y manipulación de la industria alimentaria buscando siempre su propio beneficio.

De hecho, desde pequeños nos han enseñado a asociar situaciones placenteras con la comida por ejemplo ya desde ya nuestro primer aniversario, para celebrar nuestro cumpleaños, el placer y felicidad consiste en comernos un buen pastel, además en otras muchas situaciones como pueden ser una comunión, una fiesta en el colegio, una despedida, una boda e incluso una reunión de negocios.

Te imaginas como tu mente ha sido persuadida en cada momento de tu vida, de que sin una comida, un helado o sin tu pastel favorito no puedes disfrutar.

Al asociar nuestra mente tantas situaciones de placer con la comida, tiende a provocarnos ansiedad, a hacernos perder la paciencia, a tener mal humor y a fracasar.

Como he dicho anteriormente la parte subconsciente prevalece y tira de nosotros ya que es la parte que tiende a defendernos, busca nuestra protección generando los pensamientos para que nos quedemos en la zona de la comodidad o confort. Siempre que nuestro cuerpo se enfrenta a una nueva situación o posición mental, la mente se revela y se siente insegura o con cierto miedo. Es normal, es igual como si conduces tu coche en tu ciudad habitualmente y de pronto te ves obligado a tener que coger el coche por en una nueva y diferente ciudad, ¿te sentirías incómod@ en el cambio tal vez? Si no eres un conductor muy experimentado o profesional; tal vez en mayor o menor medida sientes esta inseguridad inicial, ¿verdad?

Pero ¿qué pasaría al cabo de unos días? Tal vez te sientes mejor porque tu mente está aprendiendo y como consecuencia de ello, ya te sentirías más cómodo conduciendo por la nueva ciudad.

Es normal, muchas veces tenemos que experimentar y sentir estos cambios. Te ponemos ahora el ejemplo de una persona que tiene miedo a volar tal vez porque haya tenido una experiencia desagradable conscientemente o bien haya tenido un sueño o pesadilla que haya llegado a lo más profundo de su mente, ahora tiene miedo y aunque la persona quiera volar su mente subconsciente sacará todos los recursos necesarios para frenarlo ¿Recuerdas el ejemplo del coche donde las ruedas traseras iban en sentido opuesto? Pues, bien de forma natural tu mente puede generar ansiedad, palpitaciones, inseguridad, miedo, etc.

Igual pasa con la comida, tu mente ha sido educada para reírse, estar feliz y alegre rodeado de comida, así que puedes sentir; mal humor e insatisfacción debido a una mala programación.

¿Sabías que tu mente subconsciente es como tu propia madre? Y por ello quiere cuidarte, protegerte y mantener esos pensamientos dentro de ti.

Ya que aprendió sobre tu experiencia y la única forma de convencerte de que no lo hagas (en este caso montarte en un avión nuevamente ante el posible peligro percibido en otra experiencia previa) es generando ciertos síntomas físicos o pensamientos negativos, miedo; para en definitiva tenerte a salvo.

> **"No es lo que eres lo que te frena, sino lo que tus pensamientos te hacen creer que eres y te aprisionan para ser como eres ahora."**
>
> **Francisco Fernández**

En el ejemplo del avión la persona quiere volar pero su mente lo paraliza, lo protege ya que en este caso pasó miedo, un miedo exagerado y su mente fue traumatizada y aunque le asegurásemos las probabilidades ínfimas de que su vida corre riesgo en uno de los medios de transportes más seguros, eso tampoco solucionaría nada en la persona. ¿Por qué? Porque su subconsciente va a defender sus pensamientos predominantes, tengo miedo, lo pasé mal, y puedo morir.

Entonces ahora en este momento ¿cuáles son tus pensamientos predominantes?, tal vez puede ser; me gusta el chocolate, me gusta el helado, me gusta la comida basura, no puedo comer chocolate, no puedo comer helado si quiero mantenerme en línea, ¿te das cuenta ahora como tu subconsciente trata solo de defender tus pensamientos?

Entendemos que ahora son sus pensamientos predominantes pero la buena noticia es que puedes reprogramar tu mente para que nuevos pensamientos sean creados directamente en tu mente subconsciente, y poco a poco se vayan incorporando; permitiéndote cambiar tu comportamiento hacia la comida, generando un nuevo hábito saludable que podrás mantener para toda la vida.

¿Te duchas cada día? ¿Vas a trabajar cada día? Y también has pensado que te encantan los dulces y que no puedes comer, ¿verdad? Además, golosinas y pasteles... ¿cierto? y además ha sido prácticamente cada día porque está dentro de ti y son tus pensamientos todavía.

Entonces, ¿Ahora que vas a defender? Son los pensamientos que has ido alimentando diariamente y que están en lo más profundo de ti.

Te has dado cuenta como la gente que siempre se preocupa por la comida es la más obesa. Sin embargo, las personas que están delgadas vemos que comen de todo. Entonces, ¿necesitas más dietas milagro? El secreto no está en estas dietas, el secreto está en tu mente.

Tal vez alguna vez has ido a una fiesta y has dicho que estas a dieta, sin embargo, otra gente ha estado comiendo de todo. Te has sentido infeliz y tal vez después cuando has llegado a casa has terminado yendo a la despensa y comiendo ¿sabes por qué? Porque sigues teniendo la misma programación anterior es decir tú quieres comer saludable, quieres bajar de peso, pero predominan estos pensamientos que te hacen al final abandonar y tirarlo por la borda, ahora sabes que cuánto más te preocupas por algo más lo creas en tu mente.

Haz este ejercicio, cierra los ojos y no pienses en un caballo negro. ¿Qué has visto...? Un caballo negro, ¿cierto? Nuestro programa va a ser como una semilla que se va a plantar en tu mente subconsciente y tu tan solo deberás hacerla crecer.

SECRETO:

"Cuando quieras cambiar un hábito, no digas que es lo que no harás sino las cosas que harás"

Francisco Fernández

Así que a partir de ahora, tan solo concéntrate en lo que vas a hacer y no en lo que no vas a hacer. Así comenzamos a trabajar con nuestra mente a favor.

PROGRAMACIÓN ANTERIOR	PROGRAMACIÓN NUEVA
No voy a comer chocolate	Cada día voy a comer fruta
No voy a comer comida basura	Voy a comer comida más saludable
Hoy no como helado	Hoy como comida sana y nutritiva

3. Posiblemente el Ejercicio Más Efectivo

Caminar es el ejercicio estrella para la pérdida de peso.

No solo caminar es uno de los ejercicios más efectivos para la pérdida de peso, sino que prácticamente cualquier persona puede hacerlo; mientras otros ejercicios o entrenamientos no todas las personas estamos preparadas para ello o simplemente puede no beneficiarnos en nuestra salud. Sin embargo, caminar sí.

Además, tampoco requerimos de nada en especial o equipamiento. Puedes comenzar a caminar de 20 a 30 minutos, incluso hasta 60 minutos si llevas ya algunas semanas.

Nuestro cuerpo no puede eliminar grasa solamente de un área determinada, y caminar te ayuda a que no te desesperes y puedas acostumbrarte poco a poco mejorando así tu condición física y logrando quemar calorías para posteriormente concentrarte si deseas más en tonificar tu cuerpo.

También caminar a un paso moderado de 30 a 60 minutos que lleve tu ritmo cardíaco de 60% a 70% de su capacidad puede quemar hasta un 85 % de calorías en forma de grasa. ¿Bueno para empezar, no?

Caminar también elevará tus niveles de energía, y tiene infinitos beneficios que una vez que los conozcas harán que sea tu mejor aliado en tu día a día.

Estudios clínicos muestran no solo como caminar de forma regular reduce el riesgo de infartos cardíacos, cáncer, diabetes, problemas de vejiga sino que esta práctica promueve la longevidad y también reduce el riesgo de fracturas de cadera en personas mayores.

Y es que caminar te permite ejercitarte a un paso constante, quemando grasa y te ayuda a bajar también tu abdomen o cualquier otra parte de tu cuerpo que quieras mejorar.

Independientemente de donde vivas puedes notar como cada día hay mucha más gente que sale a caminar, mucha gente joven y gente mayor; esto significa que es uno de los mejores hábitos que puedes comenzar a hacer de ahora en adelante para cuidarte.

Además, no solo puede ser tu mejor aliado sin comienzas caminando unas 3 veces por semana sino que junto con una alimentación sana es una combinación muy efectiva para comenzar a cuidarte y sentirte como quieres.

4. La Importancia de Beber Agua.

Este es uno de los aspectos más importantes y que te permitirá comenzar con buen pie. Como ya sabemos nuestro cuerpo está constituido por las ¾ partes de agua, es decir, nuestro cuerpo necesita agua para poder liberarnos de la grasa.

Nuestro cuerpo necesita expulsarla y en cierta forma limpiarnos y el agua es el vehículo que lo permite. Hasta aquí puedes saberlo, pero ahora vas a descubrir un secreto. En tu mente, cuando nuestro cuerpo necesita comida, es decir, nos sentimos con hambre, tenemos una sensación particular e igualmente ocurre cuando necesitamos agua es decir tenemos sed.

Presta atención a este secreto, nuestra mente no distingue de la sensación de hambre o sed, ¿lo has entendido bien? Te lo repito otra vez, este es un punto muy importante. Nuestra mente no distingue, la sensación de hambre o sed.

Así que nosotros pensamos que tenemos hambre porque sentimos la misma sensación, como ya hemos dicho nuestro cuerpo necesita agua y de una forma u otra nos forzará a obtenerla, cuando comemos alimentos sólidos con poca agua vamos a tender a comer más ya que el agua que bebemos es poca y nuestra mente no distingue la sensación de hambre o sed, por ello si tu no bebes agua suficiente terminarás atiborrándote de comida, no saludable.

Así que ahora sabes que debes deber mucha agua, y saber el porqué.

¿Pero cuánta agua debemos beber?

Para que nuestro organismo cubra las necesidades diarias para las funciones celulares y sustituya lo que pierde necesitamos 1,5 litros al día y alimentos que contengan agua como la fruta y la verdura, sin embargo, lo que tal vez desconozcas, es que para perder peso sin pasar hambre y de una forma eficaz debes tomar mucha agua, al menos un 5% de tu peso en agua.

Imagina la importancia del agua, en nuestra clínica hemos experimentado con personas que no bebían apenas agua, y recuerdo una persona que justamente dijo: a partir de ahora beberá mucha agua.

Cual fue nuestra sorpresa, después de dos semanas había perdido bastante peso, y nos había dicho que había comido de todo. En realidad no le creíamos, pero él nos dijo que había bebido mucha agua.

Yo le pregunté, ¿Cuánta agua?... Él respondió, cinco litros al día. Nos parecía mucha agua, pero justamente ese era el motivo por el cual había perdido tanto peso.

Para que la grasa se vaya, se elimine debemos de beber agua y mínimo un litro y medio de agua, y comer alimentos como verduras y frutas que tienen gran contenido en agua. ¿Cómo limpias cualquier mancha en tu camisa? ¿En el suelo? ¿Cómo limpiarías una piscina? Expulsando el agua vieja y cambiándola con agua nueva y limpia. ¿Cómo tienes tú el agua de tu cuerpo?

No solo te va a ayudar a eliminar esos kilos de más, sino que en definitiva va incluso a regular ciertos niveles en tu organismo, va a trabajar mejor tu cuerpo, al mismo tiempo que tu metabolismo va a acelerarse más.

La mejor manera de incorporar ese 5 % de nuestro peso en forma de agua sería ir tomando tragos de una botella durante la jornada e idealmente no deberían pasar más de 15-20 minutos sin tomar un trago de agua.

Si pesamos 100 kg y queremos adelgazar deberíamos tomar 5 litros al día, si pesamos 80 Kg... 4 litros. Si pesamos 70 kg... 3,5 litros. Esto es el resultado de multiplicar nuestro peso actual por cinco y dividirlo entre cien de la siguiente forma: 100x5 /100, 80x5/100, 70x5/100...

A mayor cantidad de hidratación sin pasarnos de este límite, mejor controlaremos nuestro apetito, evitaremos los impulsos y perderemos peso con mayor facilidad.

Además, hay que añadir la ventaja de que perderemos más grasa, ya que el agua es un vehículo que además de conducir los nutrientes hacia la célula, es también el vehículo que expulsa las toxinas hacia el exterior.

Las toxinas son nocivas para nuestros tejidos y muy sabiamente nuestro organismo se protege de ellas encapsulándolas en forma de grasa y las almacena en forma de tejido adiposo. Por eso cuando incorporamos abundante agua, nuestras células aprovecharan la ocasión para limpiarse y eliminar todos esos sobrantes tan anti-estéticos.

Continuamente nos deshidratamos, con nuestras actividades cotidianas perdemos del orden de 2,5 litros al día que debemos remplazar y que por lo general conseguimos a través del líquido y los alimentos que ingerimos.

Pero en circunstancias específicas como cuando hacemos ejercicio, sudamos, tenemos fiebre o diarrea precisamos una cantidad de agua mayor, si no la aportamos podemos sufrir fatiga, discoordinación y ofuscamiento mental.

Sabremos que estamos deshidratados cuando sintamos sed, de hecho, la boca seca es una señal definitiva y cuando esta se produce significa que nuestras células ya están deshidratadas.

Un cuerpo altamente deshidratado produce una orina color naranja

Un cuerpo relativamente deshidratado produce orina color amarillo

Un cuerpo correctamente hidratado produce orina sin color (transparente)

Así es que para adelgazar debes orinar transparente.

El agua es el mejor hidratante para las células sin ninguna duda, el alcohol frena el proceso de osmosis inversa, que facilita la entrada de agua en las células entorpeciendo su adecuada hidratación y limpieza.

La cafeína estimula a los riñones a expulsar más agua de la que contiene la bebida que la incluya.

CONTENIDO DE CAFEÍNA

Aquí tenéis una tabla en la que se indica la cantidad del tipo de Metilxantina (cafeína, teofilina y teobromina) de diferentes alimentos (fuente: consumer.es):

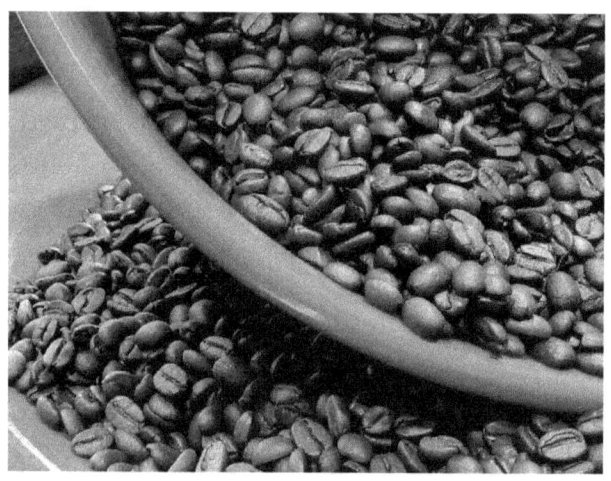

Estimulantes de algunos alimentos y bebidas		
	Ración (ml ó g)	**Contenido (mg/ración)**
Café y bebidas de cola		**CAFEÍNA**
Taza de café	180	103
Taza de café	180	2

descafeinado		
Crema irlandesa	190	53
Cappuccino	190	73
Coca- cola	330	41
Coca- cola light	330	41
Pepsi cola	360	35
Pepsi light	360	33
Té		**TEÍNA**
Té negro (3 min.)	180	3,6
Té frío	240	11
Chocolate		**TEOBROMINA**
Chocolate negro	40	194
Crunch Neslé	40	62,4
Kit Kat	46	46

Como veis, si hacemos una taza de chocolate con solo 40 gramos de este, superamos el nivel de cafeína que tiene un café de 180 ml Pero hay que volver a insistir en que los efectos de los diferentes tipos de metilxantina no son iguales en todos, y no siempre se dan en el ser humano, por lo que cuidado con este tipo de tablas.

Y como apunte final, indicar que los últimos estudios aconsejan no superar los 300 miligramos de cafeína al día, aunque cada persona responde diferente ante la cantidad consumida. Como siempre, un consumo responsable y lógico adaptado a nosotros es lo más importante.

Las bebidas gaseosas incluyen gran cantidad de azúcares y gas carbónico que nos engordan y entorpecen las digestiones.

Es importante que los alimentos que ingiramos contengan un alto contenido en agua, idealmente debería ser un 70% de nuestra dieta ya que esto permite a nuestro cuerpo limpiarse. Haciendo esto estaremos permitiendo una higiene continua y un óptimo funcionamiento.

La clásica dieta en América ,Europa, Asia, Australia etc incluye tan solo un 15% de alimentos ricos en agua lo cual es un auténtico suicidio.

Alimentos ricos en agua son las hortalizas de hoja verde, verduras , frutas frescas, lechugas, sandías ,broccoli,zanahorias,naranjas ,manzanas,patatas hervidas...

Como norma cada vez que vayamos a comer algo, preguntémonos ¿Esto va a limpiarme....o a taponarme?

Cuanto más secos y fibrosos sean nuestros alimentos más nos taponarán, más nos engordarán.

% AGUA

Lechuga	**96%**
Sandia	**94%**
Brócoli, zanahoria, remolacha	**91-88%**
Naranjas	**85%**
Manzanas	**80%**
Patatas hervidas	**76%**
Plátanos	**74%**
Maíz	**68%**
Pescado al horno	**50%**
Vacuno	**40%**
Queso	**36%**
Pan	**32%**
Bizcocho	**16%**
Mantequilla	**5%**
Frutos secos	**4%**

Galletas saladas	**4%**
Cereales	**Traza**
Azúcar blanquilla, aceites	**0%**

> ### *"El agua, el aire y la limpieza son los principales productos de mi farmacia."*
>
> ## *Napoleón Bonaparte.*

5. Cómo Acelerar Tu Metabolismo Eficazmente.

Ya conoces una buena forma de acelerar tu metabolismo, bebe agua.

Pero ¿quieres quemar grasa más rápido y conocer uno de los secretos de los deportistas de élite?

Ellos queman más grasa mientras están descansando, viendo la televisión, durmiendo que incluso en sus propios entrenamientos. Cuando usted hace deporte, su metabolismo acelera también

¿Pero sabes qué?

¿Quieres conocer un secreto?

Pues bien, conoce ahora el secreto para poder acelerar tu metabolismo aún más eficientemente.

Presta atención, debes de tomar una ingesta adecuada de proteína ya que la masa muscular hace que el ritmo de tu organismo queme más calorías cuando está en reposo, es decir, si comes proteína evitas los hidratos de carbono de absorción rápida (azúcares refinados) y haces un poco de ejercicio de forma regular, el ritmo metabólico se acelerará drásticamente.

No es necesario pasar horas en el gimnasio si a usted no le gustan ciertos ejercicios, cuando nos referimos a ejercicio queremos decir o que bien bastará con caminar, subir las escaleras durante 15 minutos si vive en un edificio de pisos o caminar unos 30 minutos en marcha acelerada, o hacer unas abdominales y flexiones (aunque sean unas cuantas), pero cambia y anímate a mover el cuerpo, también puedes realizar tareas comunes como limpiar su coche, trabajar en el jardín de su casa, etc.

De manera cotidiana nuestra dieta debería incluir un 5-6% de proteínas, (legumbres, carne, pescado...) pero aumentando su ingesta conseguiremos acelerar nuestro metabolismo y eso nos ayudará a quemar grasa.

Si su origen es vegetal como por ejemplo la proteína de soja o animal pero del tipo "limpia" como el suero de leche sus moléculas son más simples y será mucho más saludable pues su digestión genera menos residuo y se asimila mucho mejor.

El hecho de digerir la proteína, provoca un gasto metabólico mayor que la energía que nos aporta, resultando así un balance calórico negativo, es decir, que su incorporación a la dieta gasta más calorías de las que aporta lo que conlleva a que su consumo nos va a adelgazar.

Y DONDE ESTAN LAS PROTEINAS?

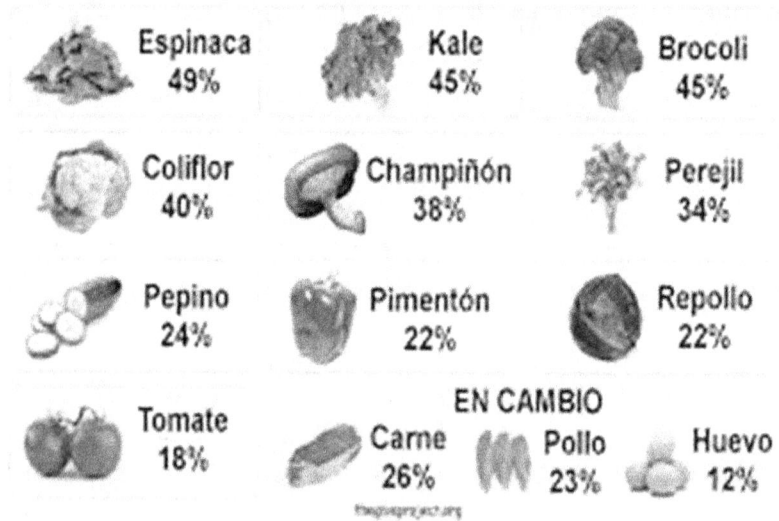

Espinaca 49% Kale 45% Brocoli 45%

Coliflor 40% Champiñón 38% Perejil 34%

Pepino 24% Pimentón 22% Repollo 22%

Tomate 18%

EN CAMBIO

Carne 26% Pollo 23% Huevo 12%

Vegetales

Espinaca	49%
Kale	45%
Brócoli	45%
Coliflor	40%
Champiñón	38%
Perejil	34%
Pepino	24%
Pimentón	22%
Repollo	22%
Tomate	18%

Animales

Carne	26%
Pollo	23%
Huevo	12%

Esto por sí solo representa también una aceleración del metabolismo. Y voy a explicar como:

Las células utilizan como combustible la **glucosa**, es lo que queman para producir energía y así poder cumplir todas nuestras funciones vitales Solo ella puede traspasar la membrana celular para una vez en su interior ser utilizada para su combustión. Ello implica que cualquier otra sustancia que el organismo quiera utilizar deberá ser previamente transformada en glucosa.

Las proteínas proporcionan los componentes básicos de nuestras células así como los ladrillos lo son para una casa, esos ladrillos que componen las proteínas son conocidos como aminoácidos y ayudan a mantener en forma las células de músculos, tendones, sangre, piel y ligamentos.

Cuando los depósitos de glucógeno, (el glucógeno es un hidrato de carbono y es la forma habitual de almacenar azúcares como combustible es la reserva energética más inmediata, aporta energía y se localiza en el hígado, pero se acaba rápido, lo que sucede a los 20-30 min de actividad física), están a punto de agotarse, el hígado convierte los aminoácidos que forman la proteína en glucosa, lo que conlleva una serie de esfuerzos bioquímicos que provocaran una aceleración importante del metabolismo de forma sostenida y sin esfuerzo alguno por nuestra parte.

Todo ese gasto metabólico en suma representa mayor consumo energético que el propio que aporta como alimento como he mencionado antes; lo cual es una autentico secreto y una verdadera perla de conocimiento aplicado......Con proteína... Qué gozada *¡¡ Adelgazaremos comiendo!!*

Otro aspecto importante de un mayor aporte protéico en nuestra dieta es el siguiente :

Al aumentar nuestro aporte de proteína combinándolo con actividad física estaremos construyendo más músculo, esa nueva masa muscular precisará una mayor actividad celular para su mantenimiento y un mayor consumo calórico, podremos comer más que antes, no engordaremos y nos veremos mejor .

Existen suplementos basados en el aporte de proteína y/o aminoácidos, una forma muy agradable y efectiva son los batidos de proteínas los hay de muy buen sabor son saciantes, incorporan muchas veces minerales y vitaminas y sin duda alguna los mejores están hechos a base de proteínas vegetales como la soja y el guisante, muchas veces mezcladas con proteína del suero de la leche cuyas moléculas de proteína son de pequeño tamaño y fácil asimilación, lo que facilitará una correcta formación, mantenimiento y reparación de la fibra muscular.

Otra forma de acelerar nuestro metabolismo es mediante el impulso extra que suponen algunas bebidas termogénicas saludables como el té verde, café verde, mate, guaraná etc...

La termogénesis es un proceso natural que ocurre en nuestro cuerpo que consiste en elevar la temperatura corporal, la fiebre es el fenómeno termogénico por antonomasia llegando a aumentar varios grados la temperatura corporal, acelerando de manera desaforada nuestro metabolismo en una respuesta de emergencia de nuestro sistema defensivo para combatir nuestros enemigos invasores ya sean estos gérmenes o toxinas y eliminarlos a través de la sudoración, orina, etc.aunque la fiebre nos hace sentir mal, nos cura y es beneficiosa.

A su vez, las bebidas termogénicas elevan 1 ºC nuestra temperatura corporal y aceleran nuestro metabolismo y nos ayudan a quemar grasa, teniendo por consiguiente todas las ventajas de un periodo febril y ninguno de sus inconvenientes, por tanto, no sufriremos fatiga, ni cansancio ni malestar; por el contrario, nos encontraremos más energéticos y con mayor enfoque mental.

Este tipo de bebidas antes mencionadas, deja que te aclare, son totalmente saludables y ni su uso ni su abuso pueden en ningún momento perjudicar tu salud, son de origen natural y su uso es extendidísimo en todo el mundo y con miles de años de utilización por diversas razas y culturas a lo largo y ancho de los cinco continentes, nada tiene que ver esto con sustancias tipo efedrinas, cocaínas, alcaloides ya sean naturales o sintéticos, que si bien también aumentan el metabolismo no son en absoluto saludables pues son sustancias adictivas y provocan trastornos graves con un uso continuado.

Las píldoras mágicas para adelgazar son peligrosas y se desaconsejan totalmente. Tampoco tienen nada que ver con las bebidas energéticas que llevan taurinas en su composición y azucares refinados de absorción instantánea y que tanto se anuncian para combatir la fatiga, pero que son nocivos para el músculo cardíaco.

Lo que te menciono son coadyuvantes que junto con una dieta alta en proteína y ejercicio, ayudan a mantener tu metabolismo alto.

Así que si quieres utilizar un aumento en tu metabolismo como un plus para quemar grasa y tener más energía, opta por las alternativas saludables que las hay y muchas.

Otra forma de aumentar el metabolismo es mediante el ejercicio físico, ¿no has notado como cuando levantas algo pesado que requiere de tu fuerza, además de acelerarse tu ritmo cardíaco se incrementa tu temperatura, te entra calor y hasta sudas?

Eso es el metabolismo celular que ha incrementado su función normal pues ha sido exigido. Para adelgazar existen muchos ejercicios que aceleraran tu metabolismo, los más drásticos y que usen tu máxima fuerza son los mejores evidentemente, aunque no todo el mundo puede recurrir a ello, por eso hay ejercicios como subir por las escaleras o caminar que son aptos para casi todo el mundo y son muy útiles para que tu metabolismo se incremente.

Ahora bien...

Cuanto más intenso sea el ejercicio que emplees más calorías seguirás quemando tras terminar el ejercicio... y eso es algo fantástico... ¿no crees?

Los ejercicios de alta intensidad van causar un efecto más quemador de grasa posterior al ejercicio, y como resultado vas a seguir quemando calorías de forma contínua durante 12 a 48 horas después de haber acabado el ejercicio; esto ayudará a que tu cuerpo se recupere de la actividad intensa. De esta manera vas a perder peso más rápido y de forma permanente...

Es mejor hacer una sesión de ejercicios de alta intensidad al menos 3 veces por semana, y durante el resto de días puedes hacer rutinas de ejercicios de baja intensidad.

Por favor ten en cuenta: aunque todas las actividades para bajar de peso tienen algún beneficio quemador de grasa posterior a la actividad, solo las actividades de alta intensidad tienen el efecto de mantener elevado tu metabolismo quemador de grasa durante períodos de tiempo mucho más prolongados.

Así que aunque todo ayuda no se pueden pretender los mismos resultados con ejercicios de alta intensidad que de baja intensidad , ¿Obvio , verdad?...Tenlo en cuenta , si quieres resultados más pronto, deberás pagar el precio del ejercicio breve pero intenso.

Aún así como te hemos mencionado adecúa el ejercicio a tu condición física actual.

Mejora la función de tu tiroides

Tu tiroides básicamente regula tu metabolismo y *puedes ser capaz de aumentar tu metabolismo* sencillamente comiendo más mariscos, nueces y semillas debido a que todos estos alimentos tienen alto contenido en Selenio, Vitamina E, Yodo, Zinc y Cobre, Cadmio, Manganeso, también...

Todos estos nutrientes son esenciales para un mejor funcionamiento de la tiroides y para que a su vez te ayuden a aumentar tu metabolismo. Lo cual es lo mismo que decir, si no consumes suficiente cantidad de estos nutrientes entonces tu metabolismo se reduce y/o podrías desarrollar hipotiroidismo.

Las personas que sufren de hipotiroidismo o que tienen metabolismos lentos tratan de añadir más Selenio, Vitamina E, Yodo, Zinc y Cobre a sus dietas pobres; esto permite a estas personas que traten su hipotiroidismo de forma natural, logrando acelerar su metabolismo y en consecuencia, podrán empezar a perder peso nuevamente.

Las algas marinas tienen también un alto contenido en oligoelementos y micronutrientes fenomenales para restablecer una función tiroidea óptima. En la dieta tradicional japonesa en preparaciones como el sushi se encuentran de manera habitual, también en forma de suplementación los encontrarás en el alga fucus, espirulina y chlorella.

Así que en este capítulo has averiguado uno de los secretos más importantes para perder peso... **ACELERAR TU METABOLISMO**

Con todo ello mantendrás un nivel óptimo de energía, te sentirás como un fórmula 1, preparado para quemar grasa y salir victorioso en la carrera de perder peso y ¡alcanzar tu esbelta figura!

6. El Secreto De La Fibra

Presta ahora atención a este secreto, una persona podría perder de 4 a 5 kilos al año con tan solo si duplica su ingesta de fibra. La fibra hace que te sientas lleno y saciado además permite que los alimentos se desplacen con facilidad a lo largo de tu intestino.

En realidad, deberíamos de aumentar hasta 25 gramos por día, ya que estos alimentos ricos en fibras generalmente también son bajos en calorías y sacian, esto significa que consumimos menos calorías que comiendo otros alimentos.

Además, te ayudará en tu dieta si comienzas el día con un alto contenido en fibra de frutas y verduras, complementa a su vez la eliminación natural de residuos y toxinas del organismo y combinado con abundante agua combate eficazmente el estreñimiento ya que facilita la movilidad intestinal y la evacuación.

Muchas personas con exceso de peso dicen que no ingieren ningún alimento en el desayuno, sin embargo, tienen unas ganas de comer descontroladas, antes del almuerzo y de la cena.

Incluso muchos de ellos dicen, que no necesitan comer nada en la mañana. No se trata de necesitarlo, es el hábito que has implantado en tu mente. Tal vez no necesitas preparar la ropa que te vas a poner en la mañana, pero si el día anterior por la noche antes de acostarte la preparas, seguro que no necesitarás buscar a toda prisa, con la luz apagada, etc.

Tú tienes el poder de cambiar ese hábito. Ahora presta atención a este ejemplo, imagina que fueses a cocinar una tortilla de patatas. Supongo que si vives es España, sabes que es una comida tradicional, la tortilla de patatas. Sabes que necesitas huevo, patatas, sal, aceite, la sartén. Pues bien, tienes la receta, te la doy. Pero imagina que no sabes el orden adecuado, ¿Qué pasaría si tirases el huevo batido a la sartén primero? ¿Saldría una tortilla? Probablemente no, aunque tengas todos los ingredientes porque no usaste el orden adecuado.

Pues, bien campeón, es importante que desayunes por la mañana y comiences el día con energía y que mejor que desayunando una dosis de fibra, como kiwis, manzana, piña, etc., la avena también es una fantástica fuente. Entre unos 30 a 45 gramos, es suficiente. A lo largo de este programa no te vamos a decir que no comas, si no por el contrario te vamos a animar a que reeduques tu mente y a generar hábitos correctos que te permitirán estar bien sano, además de perder grasa corporal de una forma saludable.

El consumo de fibra adecuado, mantiene en sus niveles adecuados a la glucemia, es decir, el azúcar en sangre, con lo cual no sufriremos de mareos ni desfalleceremos por hambre, sino que al contrario tendremos siempre un suministro de glucosa sostenido para nuestra función celular y mantendremos un nivel energético adecuado, sin que aparezca nerviosismo ni agobios repentinos que nos induzcan a comer compulsivamente.

La fibra alimentaria es una sustancia esencial para que una dieta se considere sana y equilibrada, aunque no se debe abusar de su consumo. Conoce sus propiedades y qué alimentos la contienen.

Qué es la fibra alimentaria

Durante mucho tiempo se creyó que la **fibra alimentaria** no era necesaria para el ser humano, ya que nuestro sistema digestivo no tenía las enzimas necesarias para poder degradarla y así digerirla. Sin embargo, estudios realizados más recientemente han demostrado que la fibra forma parte esencial de la nutrición de las personas, recomendándose actualmente su ingesta diaria, imprescindible para cualquier dieta sana y equilibrada.

Cómo se clasifica la fibra

Dependiendo de su solubilidad en agua existen dos tipos de fibras, con funciones específicas:

La fibra soluble

Es capaz de absorber el agua con gran facilidad, contribuyendo a la disminución de absorción de azúcar, colesterol y triglicéridos en el **aparato digestivo**, reduciendo así la posible presencia de enfermedades cardiovasculares, evitando la aparición de estreñimiento, **hemorroides** y **diabetes**.

Existen enzimas digestivas capaces de digerirla. Están presentes en las frutas, verduras y legumbres.

La fibra insoluble

Presente en el **pan**, **cereales integrales** y sus derivados, así como en frutos secos. Es la responsable del buen tránsito intestinal, disminuyendo el estreñimiento, debido a que el tracto digestivo casi no contiene bacterias intestinales capaces de degradarla.

Fuentes de fibra alimentaria

Los dos tipos de fibra existente, la **fibra soluble y la insoluble**, se pueden encontrar en diversos alimentos que ingerimos diariamente. Hay que tener en cuenta que la fibra es un complemento alimenticio, ya que no es un nutriente ni interfiere en el proceso metabólico básico del cuerpo. La fibra alimentaria tiene una peculiaridad, solo se puede obtener exclusivamente de **alimentos de origen vegetal**.Sus componentes principales son la celulosa y la lignina que conforman la parte estructural , una vez extraída el agua que los compone, es la parte que sostiene las hojas y tallos y que les da forma.

Las principales **fuentes de fibra alimentaria** son las siguientes

Cereales y harinas integrales:

Cuentan con una semilla cuya cáscara es de celulosa, el componente más importante de la fibra alimentaria. Los cereales integrales son más recomendables pues tienen una concentración mayor de fibra al no haber sido expuesto al refinado. Algunos ejemplos de los cereales con más fibra son la avena, el trigo, la cebada, el centeno, el maíz y el arroz integral.

Frutas:

Para obtener la mayor fibra posible de las frutas, éstas deben ser frescas, pues los zumos o las frutas desecadas, como las pasas, tienen un nivel más bajo de esta sustancia. Los expertos recomiendan tomar las frutas con piel –siembre bien lavadas– y a poder ser con semillas, pues estas partes contienen una gran cantidad de la fibra de la pieza de fruta. Y es que, cuando hablamos de fibra no todas las frutas son iguales, las que más fibra contienen son los cocos, las frambuesas, moras, **arándanos**, los higos, las fresas y los **plátanos**, así como las manzanas y las peras con la piel

Verduras y hortalizas:

También son una buena opción para obtener la fibra alimentaria necesaria para nuestro organismo. Estos vegetales pueden llegar a proporcionar más de cinco gramos por porción, como en el caso de los nabos o el brócoli. Otros como las zanahorias, las patatas o el aguacate también contienen fibra, aunque en menor medida. La estrella de este colectivo es la **alcachofa**, que tiene más de diez gramos por porción. Si no son de tu agrado intenta incluirlos en pizzas, sándwiches, tortillas, sopas o pasta. O bien mezclar en una ensalada algún elemento diferente, como la remolacha, la jícama o nabo mexicano o el apio.

Legumbres:

Como las lentejas, las alubias o los frijoles (como los adzuki) tienen un contenido de fibra que corresponde a la mitad de la cantidad diaria recomendada, ya que poseen entre un 11% y un 25% de fibra. Otra opción pueden ser los garbanzos, en puré o cocidos en ensaladas; o los guisantes, que además de fibra tienen proteínas y son bajos en grasas.

Frutos secos:

Una dieta saludable debe contener semillas y frutos secos, éstos tienen una gran cantidad de fibra que ayuda a acelerar el tránsito intestinal, además de aportar proteínas vegetales. Algunos de los más recomendados son las almendras, las nueces y los pistachos, o las semillas de girasol. Un puñado en la merienda o espolvoreados sobre el yogur de media tarde o los cereales te ayudarán a obtener sus beneficios sin pasarte de calorías. La semilla de la planta del lino, la linaza, es otra opción que aporta casi 3 gramos de fibra por cucharada si la añades en batidos o vegetales cocidos.

Fruta seca:

Por su alto contenido en fibra algunas frutas secas como las ciruelas pueden ser muy útiles para mejorar tus digestiones, ya que regulan los movimientos intestinales y alivian el estreñimiento. Si no te gustan solas prueba a meter dátiles, higos o albaricoques secos o bien pasas en bocadillos o ensaladas, o picadas sobre tus cereales de grano entero.

Funciones de la fibra alimentaria

La fibra alimentaria desempeña diversas funciones en el organismo, entre las que destacan:

Absorción de agua.

Aumenta el **volumen de las heces**, haciéndolas más fluidas, facilitando su expulsión. Ayuda así a combatir el estreñimiento y a reducir la posible aparición de **hemorroides**

Posible efecto protector contra cáncer de colon, mama y próstata.

Reduce la posible aparición de **diabetes**: la fibra soluble disminuye la velocidad de absorción de los hidratos de carbono de los alimentos ingeridos, evitando así que aumente bruscamente el azúcar en la sangre después de las comidas.

Aumenta la sensación de saciedad.

La fibra insoluble no aporta calorías. Ésta se hincha con el agua provocando la sensación de saciedad, beneficiando especialmente a los que tienen problemas de peso.

Reduce los niveles de colesterol circulante.

Una dieta de fibra soluble puede reducir el colesterol malo (LDL), ya que este tipo de fibra es capaz de cubrir las paredes del intestino evitando la absorción del colesterol de los alimentos.

Ayuda al incremento de bacterias intestinales.

que son muy beneficiosas para nuestro organismo.Actuando como pre-biotico , permitiendo la colonización de la flora intestinal beneficiosa en nuestros intestinos.

Necesidades de fibra en la dieta

Cuando hablamos de las necesidades de fibra en la alimentación, tenemos que distinguir entre distintas edades.

En niños:

La cantidad necesaria se calcula de la siguiente forma: a la edad que tiene el niño se le suma cinco unidades, siendo el resultado la cantidad de fibra recomendada.Si el niño tiene 10 años será 10 + 5 = 15 gr de fibra.

En adultos:

La ingesta recomendada es de 25 gramos de fibra diaria. Esta cantidad se puede conseguir fácilmente si tenemos en cuenta que un simple plato de judías aporta unos 20 gramos de fibra, uno de guisantes son unos 13 gramos o uno de acelgas 5 gramos de fibra.

Inconveniente del consumo excesivo de fibra

La ingesta de grandes cantidades de fibra tiene efectos perjudiciales para la salud, por lo que no es aconsejable abusar de este tipo de alimentos ya que pueden originar **gases**, diarreas, dolores abdominales y nauseas.

Además, su exceso impide al organismo captar **minerales** esenciales como el calcio, hierro y cinc, debido a que la fibra insoluble suele ir unida a un compuesto, el ácido fítico, haciendo que los minerales se unan al complejo, impidiendo su absorción por parte del organismo.

7. Un Secreto Súper Efectivo.

Come despacio.

Existe un mecanismo sofisticado que informa a nuestra mente de que el proceso digestivo ha comenzado, deben segregarse las enzimas, jugos gástricos y pancreáticos y todo este proceso necesita un tiempo de aproximadamente 5 minutos hasta que nuestro cerebro recibe la información de que ha comenzado, a partir de ahí el cerebro comenzará a saciarse hasta que nos sintamos satisfechos, si en esos primeros instantes comemos con ansiedad y prisas ,la ingesta de calorías puede ser enorme y nuestro cuerpo aún no la habrá registrado y al llegar el punto de saciedad habremos ingerido excesivamente.

Si ese proceso se repite diariamente el resultado será sobrepeso y obesidad

Imagina que tuvieras que contar las piedras que tira un niño en la orilla de un río al agua ¿Cómo te resultaría más sencillo? ¿Si el niño las tira lentamente o si por el contrario las tirase a toda velocidad y tu mente fuese incapaz de registrarlo? Sería más complicado verdad?

Igual ocurre cuando hemos terminado de comer, y nos sentimos culpables. No hemos sido conscientes de lo que hemos comido y nos arrepentimos, cuando en realidad no dimos el tiempo suficiente a nuestra mente para que nos diera el alto automático. Es decir, para que nos sintiésemos llenos. Más tarde si es cierto que tal vez nos sintamos demasiado llenos, pero ya es tarde.

La utilización de la hipnosis para control de apetito, te ayudará a que comas de una forma tranquila y pausada, y como consecuencia te sientas bien más rápidamente y además libre de tensión en tu cuerpo, ¿Cómo harías las cosas mejor rápidamente sin pensar o con autocontrol?

A la hora de comer:

Eliminemos todas las distracciones, incluidas la televisión e internet

Estemos tranquilos. Las comidas deben hacerse en momento de calma, apreciando la comida y la compañía.

Debemos sentarnos y sentirnos cómodos, mastiquemos lentamente tomando bocados pequeños.

Un antiquísimo proverbio oriental nos dice que **"debemos beber nuestra comida"** lo que significa que procedamos a masticar y a ensalivar mucho.

Debemos comer pequeñas cantidades cada 3 horas, así mantendremos nuestro sistema digestivo siempre activo lo que hace que aumentemos el metabolismo e incrementemos el gasto calórico porque para digerir los alimentos se precisa también consumir energía y ello nos ayudará a adelgazar.

Comer despacio, sin prisas... Pocas cosas pueden ser más saludables para tu organismo, y es una práctica que casi ninguno aplicamos en nuestro día a día. Las prisas, el disponer de poco tiempo para el almuerzo o, incluso, llegar a casa con demasiado apetito hacen que, al final, terminemos nuestros platos en un visto y no visto.

Debemos tener en cuenta que masticar rápidamente los alimentos provoca no solo malas digestiones, sino que aumentemos de peso e, incluso, que no absorbamos correctamente los nutrientes.

Más masticar y menos televisión

El hecho de masticar calma el **hambre** y la ansiedad por comer, aumenta el disfrute de los sabores y evita problemas digestivos, además de ayudar a controlar la cantidad de comida que se ingiere. La **saciedad** empieza por la vista, de este modo se recomienda comer sin televisión para evitar distracciones y así controlar mejor lo que se come.

"¿Cuántas veces te has comido el 'bol' de palomitas gigante en el cine sin darte cuenta porque estabas absorto viendo una película? Prueba a sentarte a la mesa sin distracciones a ver si eres capaz de terminarlo, seguramente no podrás.

Todos los beneficios de comer despacio

¿Y tú? ¿Cómo sueles comer? Si la respuesta es "Con prisas", será mejor que empieces a tener en cuenta estos importantes aspectos. Como todas sabemos, **la vida moderna nos obliga en ocasiones a tener que programar casi todas la actividades que hacemos a lo largo del día**, pero debes tener en cuenta que la alimentación no es un juego.

Es un aspecto vital al que debes dedicarle tiempo, tranquilidad y disfrute.

Te explicamos por qué es tan importante comer despacio.

Quedaremos más saciados

Según el "Journal of Clinical Endocrinology & Metabolism" **comer despacio nos permite quedar mucho más saciados, evitando así tener que picar entre horas.** Es necesario que dejes a un lado las prisas y que disfrutes de cada bocado que te llevas a la boca.

Debes masticar despacio para favorecer la salivación.

Si masticas con prisa porque tienes que acabar pronto o porque tienes mucha hambre, la comida llega a tu estómago en trozos más grandes, que no se digieren bien, y además, te quedas con **hambre.**

Toma conciencia de que comer debe ser un placer y, como tal, hay que disfrutar de cada sabor y de cada textura. Intenta que tus platos sean atractivos a la vista: De este modo, el llevarnos ese alimento a la boca nos permitirá disfrutar aún más.

Según las últimas investigaciones nuestro cerebro segrega una serie de **hormonas que nos indican cuándo estamos saciados.** ¿Sabes en qué momento suelen aparecer? Más o menos al cabo de 20 minutos. Así pues, si comes rápido, estas sustancias no llegarán a aparecer y no te encontrarás saciado. Por el contrario, si masticas despacio, llegará un momento en que el **cerebro** te mandará la señal de que ya has comido suficiente.

Mejoraremos nuestra digestión

El estómago necesita que los alimentos lleguen bien masticados para poder digerirlos mejor. Si nos limitamos a "llenarlo" con trozos grandes y de modo precipitado, lo dañamos, le obligamos a tener que esforzarse más para ejecutar la digestión.

Los alimentos que no han sido bien masticados y ensalivadosno disponen tampoco de las enzimas que contiene en la saliva, con lo cual, impedimos una correcta digestión y el estómago se ve obligado a tener que segregar más **jugos gástricos.**

Masticar no es perder el tiempo. Es parte esencial del proceso de **digestión**. Mediante la masticación le decimos a nuestro cuerpo que debe prepararse para la digestión.

El **cerebro segrega hormonas y activa los receptores del gusto**, además del revestimiento del estómago para que empiece a producir ácido clorhídrico.

Masticar hace también que nuestro **páncreas se prepare para la secreción de enzimas y bicarbonato,** que son fundamentales para hacer la digestión.

Nos ayudará a no engordar

Puede que este dato te sorprenda, pero comer despacio va a regular muy eficazmente nuestro peso. **Estas son las razones básicas:**

Nos sentimos más saciados y evitamos picar compulsivamente entre horas.

Mejoramos la digestión, nuestro cuerpo se regula y depuramos mejor las grasas y las toxinas. Además evitamos el estreñimiento, la **retención de líquidos**...

Masticar adecuadamente y comer despacio regula además el nivel de glucosa en nuestro organismo.

Nos permite mantener nuestro metabolismo activo, por lo que la quema de grasas se lleva a cabo con mayor eficacia.

Mejorará nuestra salud general

Los beneficios de comer despacio no terminan en aportarnos más saciedad o en regular nuestro peso, en absoluto. Vale la pena tener en cuenta todos estos aspectos, que nos obligan, sin duda, a mejorar nuestros hábitos alimenticios. ¡Toma nota!

Masticar adecuadamente va a evitar que esas **bacterias** que en ocasiones están presentes en los alimentos lleguen al **intestino**. Piensa que, si los alimentos llegan en trozos más grandes a nuestro estómago e intestino, corremos el riesgo de que no se sinteticen adecuadamente, que se degraden y que emerjan las bacterias. Ello deriva en gases, en distensión abdominal, en diarreas... ¡Es un riesgo!

¿Sabías que masticar despacio cuida de tu salud dental? Así es. Al salivar mejor prevenimos la acumulación de placa y evitamos **caries.**

Comer despacio nos relaja, nos hace disfrutar más no solo de la comida, sino del "aquí y ahora". Nos sume en un estado de calma y **mejora nuestro ánimo**.

Si comes despacio, permitirás que los **nutrientes** de los alimentos se sinteticen mejor y, por tanto, cuidarás mejor de tu salud al obtener más efectivamente los minerales y las vitaminas presentes en tus platos.

¡Ponlo en práctica y disfruta más de tus comidas!

8. Oro líquido Para Tu Salud

Este capítulo tratará del poder de la **Grasa... ¿**de la grasa?, ¿he leído bien?

Si has leído perfectamente... del poder de la grasa beneficiosa, lo que se llaman los aceites esenciales, imprescindibles y nosotros no los podemos fabricar así que deberemos incorporarlos a nuestra alimentación.

Se les llama esenciales porque el cuerpo no los puede fabricar, sino que los adquiere a través de ciertos alimentos. Estos ácidos grasos se dividen en dos familias: **los Omega 3 y los Omega 6.**

Los Omega 3 se encuentran principalmente en el pescado y las semillas de lino, mientras que los Omega 6 se encuentran en los frutos secos, semillas de girasol, sésamo calabaza y en ciertos vegetales (como la borraja) Estos ácidos grasos reducen el peligro del cáncer, enfermedades cardiovasculares, artritis problemas de piel, hormonales, depresión y alergias entre otros.

Estos aceites son extremadamente frágiles a la luz, temperatura y al oxígeno. Estos aceites son " buenos" y deben tomarse en crudo y compensarán muchos de los perjuicios producidos por las grasas "malas".

Las grasas perjudiciales son las grasas animales y las vegetales cuando se les cambia su estructura molecular por acción del ser humano (ya sea en su cocina como por procesos industriales) no siendo correctamente reconocidas en nuestro hígado y provocando un torrente de radicales libres perjudiciales con numerosos efectos nocivos que dañan e inflaman nuestros tejidos.

De hecho, cuando se les somete a altas temperaturas, como por ejemplo, al freírlos, su estructura molecular cambia de la forma CIS a la forma TRANS y se vuelven tóxicos. Igual les ocurre a otras grasas vegetales cuando se les añade hidrógeno para hacerlos sólidos (grasas hidrogenadas) como en el caso de la margarina.

En ese estado molecular llamado TRANS el cuerpo no los reconoce como nutrientes y no puede hacer uso de ellos en este estado tóxico, a la larga pueden producir inflamación entre otros muchos síntomas y descompensar los niveles de omega 3 pudiendo favorecer el aumento del colesterol, triglicéridos, hipertensión, y un largo etcétera.

Carencia de ácidos grasos esenciales:

Erupciones cutáneas (eczemas).

Pérdida de cabello.

Disfunción del hígado.

Pérdida de agua con sed (piel se vuelve más frágil).

Heridas no sanan bien.

Reglas dolorosas y problemas menstruales.

Aumento del cholesterol.

Hormigueo en brazos y piernas.

Retención de líquidos.

Ritmo cardíaco anormal.

Disfunción sistema inmunitario.

Debemos eliminar la margarina y las grasas animales como la mantequilla, queso, huevos, leche ,manteca, grasas vegetales como la de palma etc...

Hay que tener un equilibrio de Omega3 y Omega 6 , en una proporción de 2:1

Es recomendable usar aceite de oliva para cocinar y en crudo y aceites de semillas prensados en frío, exclusivamente para su consumo en crudo.

Los ácidos grasos esenciales son necesarios para que células, tejidos y órganos desempeñen numerosas funciones, aumentan el ritmo metabólico y el nivel de energía.

Bajan la presión sanguínea , al eliminar el colesterol y triglicéridos adheridos a nuestras arterias y venas, hace que las plaquetas sean menos pegajosas, así la sangre es más fluída..Limpian el interior de venas y arterias, las hacen más flexibles, regulan el ritmo cardiaco y eliminan arritmias.

Reducen la inflamación, dermatitis , artritis y artrosis mejoran notablemente. Contribuyen a la lubricación del organismo y a la salud de todas las células del cuerpo.

Debemos aportar aceite de linaza, aceite de oliva, aguacate, aceites procedentes del pescado, frutos secos como almendras, nueces , avellanas, pipas de calabaza, y de girasol.

En la misma medida que aportamos grasas beneficiosas también debemos evitar las grasas perjudiciales, las grasas malignas procesadas que nos inflaman y asesinan lentamente como las margarinas, grasas vegetales hidrogenadas la grasa de palma para cocinar.

También las grasas animales como la mantequilla, el queso, los huevos, la leche, y la manteca.

En resumen:

"Para adelgazar y estar sanos aportemos grasas saludables y evitemos grasas perniciosas"

Tradicionalmente siempre se ha recomendado que en la dieta, si se quiere perder peso, las grasas casi deben estar excluidas.

Vivimos en una sociedad en la que constantemente somos bombardeados con mensajes mediáticos y productos que pretenden eliminar la grasa de nuestra dieta.

Eliminar por completo la grasa de nuestra dieta es lo peor que podríamos hacer ya que existen ciertos tipos de grasas con propiedades muy importantes para el organismo, y nadie debería dejar pasar por alto.

El secreto es conocer que grasas son saludables y cuales no. Entre estas cualidades, el cuerpo las necesitará para crear músculo, quemar grasas, y establecer un sistema hormonal saludable.

Los Ácidos Grasos Esenciales pueden ser ingeridos a través de la dieta o vía suplementación.

Cualquier opción es válida, y va a funcionar de igual manera, aunque se debe tener en cuenta que la mayoría de los alimentos que normalmente encontramos en la dieta contienen una alta cantidad de Omega-6 respecto a los Omega-3.

Por esta razón, normalmente se aconseja la vía suplementaria para la obtención óptima de los Omega-3.

Aquí las fuentes más recomendadas:

Omega-3

Salmón.

Arenque.

Huevos enteros.

Aceite de pescado.

Aceite de linaza.

Nueces.

Semillas de sesame.

Aguacate.

Verduras de hoja verde oscuro (col rizada, espinacas, hojas de mostaza, berza...).

Aceite de canola (primera prensión en frío).

Omega-6

Aceite de linaza.

Aceite de semilla de uva.

Semillas de girasol.

Aceite de borraja.

Aceite de onagra.

Los suplementos de ácidos grasos esenciales no son solo útiles para completar las **necesidades diarias de ácidos grasos**, sino que podemos regular el ratio Omega-6 / Omega-3, para que no se produzcan mayores desniveles, lo que supondría problemas.

Entre los diversos **suplementos de omega-3** de aceite de pescado, aceite de linaza, ..., y mezclas de AGEs podemos encontrar en formato en cápsula o en la forma de aceite líquido.

Las cápsulas son más convenientes que el aceite para las personas que detestan el sabor al mismo aceite. En cambio, para otras, el aceite puede ser más fácil de consumir mezclado en los propios alimentos, o incluso en batidos de proteínas o avena.

Lo importante es encontrar aquello que mejor se adapte a tu estilo de vida y tus preferencias personales.

9. Los 5 Alimentos a Tener En Cuenta

No nos gusta prohibir, pero si tenemos 5 alimentos a tener en cuenta y considerar.

Tú eres el que decide si tomarlos o no y como de frecuente; por supuesto esto no va a evitar que alcances tu peso ideal. Así que tómalo como algo a tener en cuenta, y tú decides.

Algo que todos tienen en común estos alimentos, es su color blanco.

Como si de los cinco jinetes del apocalipsis se tratara hay que tenerlos a raya para tener un estado de salud óptimo.

AZÚCAR BLANCO (Refinado).

HARINAS BLANCAS (Refinadas).

LECHE (Desnaturalizada).

ARROZ BLANCO (Refinado).

SAL DE MESA (Refinada).

Todos estos alimentos resultado de la industrialización son tratados de tal manera que son despojados de los componentes saludables que tienen en origen, es decir, como los encontramos en la naturaleza.

Esos mismos procesos artificiales los "desnaturalizan " pasando a ser perjudiciales al consumirlos, lo cual preocupa sobremanera si pensamos que su utilización resulta masiva empleándolos como base de nuestra alimentación.

Cuando al azúcar producto de triturar la remolacha lo blanquean ,lo desproveen totalmente de su fibra y al final lo crisitalizan en su forma de azúcar blanquilla como se conoce, está exento de minerales,vitaminas e incluso agua.

Queda en la forma de un subproducto llamado sacarosa, muy soluble en líquidos, de baja fusion y de un comportamiento muy útil en la elaboración de alimentos procesados.

La verdad es que obtener este elemento inmaculado a partir de la remolacha tiene un mérito increible aunque si es a costa de fastidiarnos la salud , habrá que empezar a cuestionarlo...

Cuando el azúcar pasa a nuestro interior tras su ingestión es absorbido rápidamente a través del estómago y del intestino con suma facilidad ya que no existe fibra que lo retenga, pasando a aumentar nuestro azúcar en sangre de una manera bárbara.

Nuestro organismo se ve obligado entonces a secretar altas dosis de insulina pues esta concentración de azúcar tan alta sería prejudicial mantenida en el tiempo, ya que su alta concentración provocaría choques osmóticos, lesionando entre otros tejidos ,los frágiles capilares y la parte interna de venas y arterias.

La insulina obliga a nuestras células a captar e introducir en su interior todo ese azúcar que de forma desaforada entró en nuestro torrente circulatorio.

Para ello las células precisan minerales como el cromo , zinc, cobre ,vitaminas.... y como no los aporta el azúcar,y en ese momento exacto se precisan, nuestro cuerpo los tiene que sacar de nuestros tejidos ....muscular,nervioso , huesos etc. lo que produce a la larga estados carenciales graves, anemias etc..

Y un aumento espectacular de nuestro tejido adiposo , que es donde las células almacenan la grasa y así se producen los michelines, flotadores,celulitis,cartucheras ,papadas etc, etc

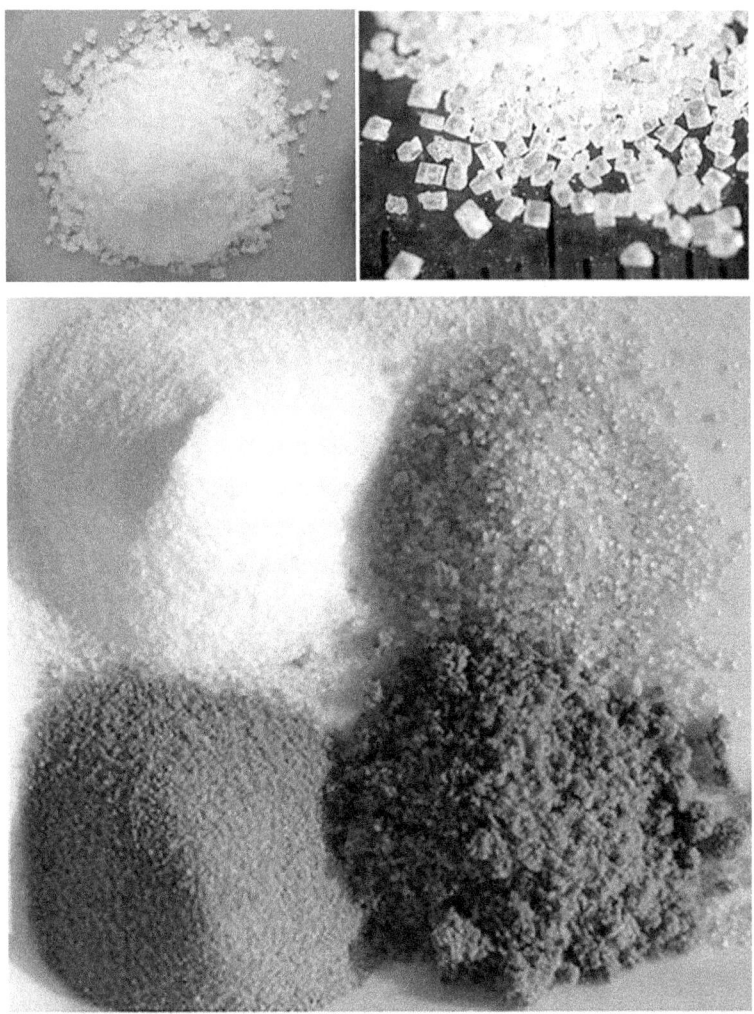

Para evitar el efecto prejudicial de su uso sin tener que renunciar al sabor dulce, recomendamos sustituirlo por azúcar integral de caña,panela,sirope de agave, sirope de arce,stevia, miel de abeja orgánica...

Las Harinas Blancas

Al igual que ocurre con el azúcar las harinas blancas son separadas de la fibra natural del trigo (el salvado) ,para luego ser triturados y desprovistos de cualquier atisbo de cascara o gérmen donde residen las cualidades nutritivas... las vitaminas y minerales que poseen .

Así consiguen un polvo fino ideal para hacer productos panificados ,fácilmente amasables y fermentable junto con levaduras químicas.Por lo mismo que comenté antes con el azúcar ,ingerímos una verdadera bomba de azúcar que nos hará engordar de forma masiva, la epidemia de obesidad no es casual , no es un misterio, se debe a algo....aquí está la respuesta.......piénsalo...

Productos lácteos.

La leche como mayor y mejor fuente de calcio , este concepto nos ha sido transmitido y es debido a su mitificación interesada durante años por las industrias lecheras como fuente de calcio,que tenemos este concepto tan interiorizado.No obstante ni es la fuente principal de obtención de calcio ni es saludable ni la mejor en absoluto.

¿Sabías que los paises con mayor consumo de leche de vaca cuentan con los indices más elevados de osteoporosis?

La industria desprovee los minerales y vitaminas que de manera habitual están incluidas en la leche con procesos como la ultra-pasteurización donde se eleva mucho su temperatura brevemente para luego enfriarla rápidamente

Leche UHT: 137 C° por solo 2 segundos, para luego enfriarla rápidamente.

El proceso elimina los gérmenes lo cual es beneficioso ,pero tambien afecta a los elementos lábiles como son las vitaminas y proteinas delicadas como las enzimas.

El descremado elimina las grasas de la leche donde estan las vitaminas A,D y K en su forma natural, debiendo añadir en sus leches descremadas (sueros desvitalizados) las vitaminas que le faltan en su forma química posteriormente

La presurización consiste en chorrear la leche a grandísimas presiones contra una gruesa plancha de acero inoxidable lo cual compacta las proteínas de la leche, la caseina y lactoalbúmina, hacienda una argamasa difícil de digerir cuyos resíduos metabólicos en sangre producen respuesta inmunitaria pues son confundidos por nuestro organismo como un invasor lo que provoca alergias, asma, intolerancias alimentarias etc , además tambien irritan nuestros poros intestinales y los agrandan provocando colon irritable,intestino permeable etc..

Esta leche tratada así ensucia muchísimo nuestro cuerpo viéndose obligado a limpiarse excretando mucosidad a traves de los pulmones y moco nasal, pensemos que la caseina ha sido usado desde tiempos remotos para fabricar la cola blanca de carpintero.Alguna cualidad pegajosa debe tener ¿no crees?

Ciertamente no es casual.

Estos suelen producir una gran variedad de problemas para la salud. El problema más destacado y poco reconocido es que son alimentos muy dados a producir intolerancias, que en muchas personas pasan desapercibidas.

Cuando nace un bebé su aparato digestivo no está formado y por este motivo, es importante que sea alimentado con leche materna: A través de la porosidad intestinal propia del recién nacido se absorben los nutrientes de este alimento.

Cuando aparecen los primeros dientes, disminuye la enzima que digiere la leche, puesto que el bebé ya está preparado para comenzar a comer alimentos más sólidos.

Es en este momento cuando se empiezan a introducir otros alimentos con mucho cuidado, ya que todavía el sistema digestivo está inmaduro y el intestino muy permeable.

Entre estos uno de los alimentos que se añade a su alimentación es la leche de vaca, y con esta comienzan muchos de los problemas de salud que arrastramos durante toda la vida.

La leche de vaca tiene la capacidad de permeabilizar el aparato digestivo del ternero para que los nutrientes de esta se absorban debidamente.

El mismo efecto ocurre cuando se alimenta con leche de vaca a un bebé, solo que la combinación de nutrientes necesarios para la crianza de un ternero, no son los mismos que para la crianza de un bebé.

Además, la proteína de vaca es difícil de digerir. Estos dos factores, mala digestión y permeabilidad intestinal aumentada favorecen la entrada de moléculas de proteína mal digeridas al torrente sanguíneo del bebé.

Esto pone su sistema inmunitario en estado de alerta, lo cual puede producir inflamación crónica, alergias, problemas respiratorios y con el tiempo debilitar dicho sistema.

Por otro lado, la leche favorece la mucosidad, taponando el sistema linfático (el que nos ayuda a desintoxicarnos), bloqueando la absorción intestinal de nutrientes, impidiendo la digestión de los alimentos, y congestionando el sistema respiratorio, lo cual contribuye al desarrollo de infecciones crónicas.

Los productos lácteos bloquean enzimas que ayudan a producir prostaglandinas 1 y 3 las cuales son anti-inflamatorias.

O sea, los productos lácteos suelen producir inflamación y/o impiden una recuperación de cualquier tipo de proceso inflamatorio en el organismo

Existen fuentes de calcio más sanas más absorbibles y que paralelamente contienen también otros minerales que ayudan a fijar el calcio en los huesos.

Estas son por ejemplo, el pescado, frutos secos, semillas, algas, vegetales de color verde oscuro, algarroba, olivas, huevos...

LAS MEJORES FUENTES DE CALCIO

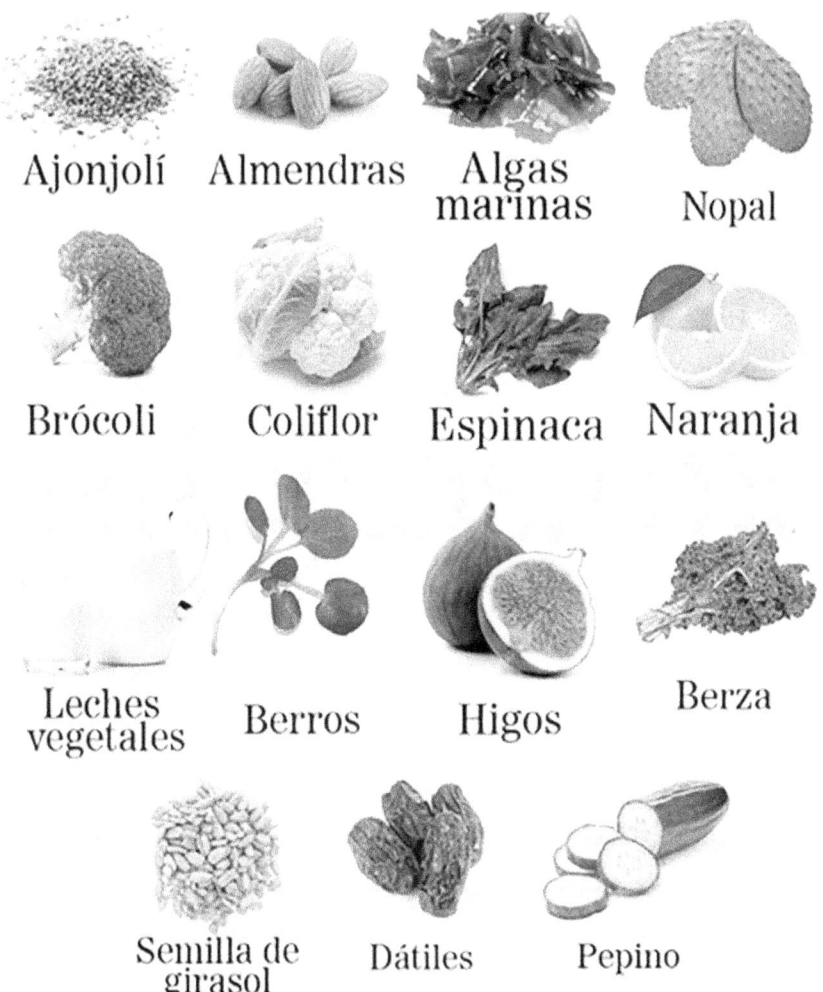

Ajonjolí   Almendras   Algas marinas   Nopal

Brócoli   Coliflor   Espinaca   Naranja

Leches vegetales   Berros   Higos   Berza

Semilla de girasol   Dátiles   Pepino

Como te explique en el capitulo sobre la leche existen mejores alternativas para obtener el calcio,a partir de los vegetales , sin tener que perjudicarnos con estas leches tratadas.

El arroz blanco

Al igual que sucede con el trigo y el azúcar se le desprovee de su fibra , se le quita su cáscara y el germen de arroz es eliminado con un proceso erosivo de desbastado, pasando a ser un alimento que aporta mucha caloría y pocos nutrientes, lo mejor es sustituirlo por arroces integrales de un color más oscuro o marrón.Será mucho más saciante , nutritivo y nos aportará salud.

Sal

La sal de cocina es básicamente NaCL cloruro de sodio que sirve para un montón de funciones celulares y es muy beneficiosa, no obstante un exceso de la misma puede ser muy prejudicial.

Muchos alimentos llevan sal en su preparación de forma ostensible, frutos secos, embutidos y otros sin embargo de forma oculta, e incluso enmascarada galletas,sopas,sopicaldos,crema de verduras,pizzas,...

Para ensalzar su sabor o para hacerlos más adictivos,la industria alimentaria suele excederse en su uso .Como consecuencia es fácil adquirir de forma diaria y de manera inconsciente,mucha más de la necesaria.

Un exceso de sodio proviniente de la sal puede causar los siguientes problemas:

Hipertensión: Está suficientemente documentada su relación con un exceso de sodio.

Enfermedades renales: Una ingesta excesiva agota al riñón.

Deshidratación: En bebés y niños pequeños.

Osteoporosis: Comer mucha sal aumenta la eliminación del calico.

Existen sales mucho más saludables que la sal de mesa típica refinada que encontramos en el supermercado, como son la sal marina sin refinar obtenida solo por desecación de agua de mar , que aporta muchísimos oligoelementos y es muy completa o la sal del Himalaya.

Esta sal alternativa también mejora el sabor de los alimentos , aportan nutrientes y empleamos menor cantidad.

Es muy recomendable no obstante reducir el consumo de sal ya que los alimentos cuando son naturales tienen una buena proporción de sal y cuando son procesados tienen como he dicho antes una sobrecarga de sal.

Así que… sal poca y de buena calidad

10. Un Aspecto Clave a Considerar En El Proceso

No existe la dieta equilibrada puesto que no tenemos control sobre las cantidades de nutrientes que contienen los alimentos que ingerimos.

Hoy en día estamos sobrealimentados pero desnutridos. Debido a la explotación intensiva de los campos de cultivo, invernaderos, recolección temprana, conservación en cámaras, transporte, etc.

Por eso debemos de tomar suplementos, también llamados complementos nutricionales para protegernos de los anti-nutrientes a los que estamos expuestos y que no podemos evitar completamente, como son la contaminación los pesticidas, conservantes y otras sustancias que nos roban nutrientes del cuerpo.

Para ser realistas en la actualidad una inmensa mayoría nos proveemos de alimentos de los supermercados y muy pocos lo hacen obteniendo alimentos de origen orgánico o biológico en su totalidad y es esencialmente este el motivo por el cual necesitamos aportar a nuestras células todo lo bueno que los auténticos alimentos llevan originalmente y que los medios de producción masivos aniquilan en sus procesos.

Cuando estamos realizando un programa de pérdida de peso es un momento idóneo para plantearnos su incorporación, no obstante, su uso cotidiano será siempre recomendado desde todo punto de vista.

Aquí te enumero algunas de las funciones que ejercen los complementos nutricionales:

Sustitutivos de comidas: Combinación de azúcares de absorción lenta, rápida proteínas, minerales y vitaminas

Suplementos Calcio: Coral marino, calcio de origen vegetal, quelados...

Multivitamínicos: Vit A,C,D grupo B, Vit K...

Multiminerales: Magnesio, Calcio, Hierro, Cobre; manganeso, Zinc, Oligoelementos...

Antioxidantes: Acai, frutos rojos, arándanos, goji...

Suplementos energéticos: Guaraná, bebidas energetizantes naturales, hierba mate

Suplementos para las articulaciones: Condroitina , glucosamina ,MSN

Suplementos para bajar de peso: Té verde, Garcinia cambogia, Café verde...

Suplementos de Omega 3: Provienen del aceite de pescado, Krill, semillas ...

Suplementos para deportistas: Creatinina, aminoácidos, recuperadores...

El conocimiento y la correcta elección de los mismos suponen una gran ayuda para cumplir nuestro objetivo a la hora de adelgazar, para el deporte, aumentar nuestro rendimiento y aumentar nuestras capacidades físicas y mentales, junto a una alimentación adecuada y a un estilo de vida saludable.

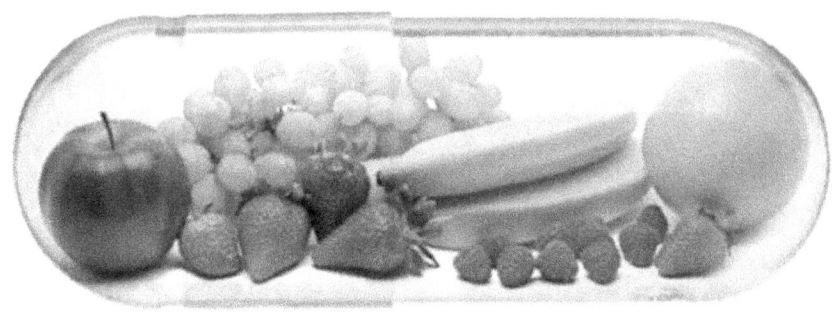

Si deseas dar un paso más allá, y ganar incluso masa muscular, los preparados FOR CHAMPIONS (para campeones) de YESNATURAL puede ser una opción excelente para mejorar el rendimiento físico y mantener un óptimo estado de salud y bienestar ya que son alimentos 100 % naturales y totalmente ecológicos.

Puedes encontrar estos productos en:

www.ganarmasamuscular.com

www.yesnatural.info

11. Como Disminuir el Apetito.

La glucosa es fundamental para que podamos producir energía es el combustible que utilizan nuestras células para llevar a cabo sus funciones vitales.

Así pues el organismo dispone de un sistema muy sofisticado de regulación de la glucosa para garantizarnos un nivel estable de la misma.

Cuando nos levantamos por la mañana nuestro nivel de glucosa es bajo, puesto que llevamos sin comer, aproximadamente 8 horas desde la cena.

Al levantarnos y tomar un desayuno basado en carbohidratos completos, proteínas y grasas,(por ejemplo un plato de cereales sin azúcar con leche de soja, frutos secos y una pieza de fruta o bien tostadas con aceite , atún y unas rodajas de tomate y lechuga) su digestión genera una producción de glucosa que acompañada de la fibra y la proteína entra lentamente en el torrente sanguíneo, aportándonos una energía duradera.

Durante la mañana vamos quemando esta energía hasta que al cabo de unas horas volvemos a sentir sensación de hambre.

Al comer (por ejemplo pescado con ensalada o unas legumbres con arroz, verduras y una ensalada), volvemos a generar una producción de energía constante y duradera que iremos quemando poco a poco hasta la hora de la cena, donde este proceso se volverá a repetir.

El resultado es una energía mental y física, estable durante l transcurso del día.

DESAYUNO – ALMUERZO – CENA (estos platos mostrados en el gráfico no tienen porque ser los mas saludables, pero sirven para ilustrar):

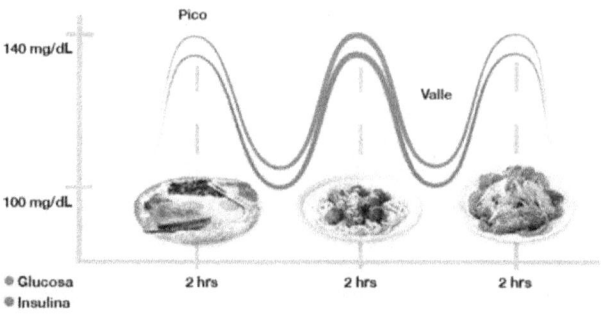

Si por el contrario, optamos por comidas rica en azúcar (por ejemplo ,un desayuno que consista en café con azúcar, galletas o cereales enriquecidos con azúcar y un zumo de naranja enriquecido con azúcar añadida),el azúcar ingerido no tiene apenas que ser digerido sino que entra rápidamente a la sangre.

Esta brusca inyección causa un aumento desproporcionado y rápido a la sangre.

Cuando esto ocurre, el páncreas produce grandes cantidades de la hormona insulina ,la cual se encarga de enviar la glucosa a las células y así se reduce el nivel sanguíneo.

Esto ocurre de forma brusca provocando el llamado" bajón de azúcar". Los síntomas son temblores, agotamiento, irritabilidad, falta de concentración, somnolencia, mareo, malestar y necesidad de comer algo con azúcar, tomar un café o fumar. Si en ese momento volvemos a ingerir algo con azúcar, la glucosa volverá a subir desproporcionadamente produciendo otra descarga de insulina y el ciclo volverá a producirse.

Por otro lado cuando ocurre el "bajón de azúcar"las glándulas suprarrenales segregan adrenalina que activa el hígado para que descargue el glucógeno (glucosa almacenada) guardado, y así volver a subir los niveles de glucosa de la sangre.

Cuando este proceso ocurre durante el día y así durante meses y años, las glándulas supra renales se hipersensibilizan y la descarga de adrenalina puede ocurrir de forma brusca o bien a deshora.

Esto puede causar síntomas como sudoración, miedo, taquicardias, miedo, nauseas, ahogo, etc… y que se suman a los síntomas típicos del "bajón de azúcar":

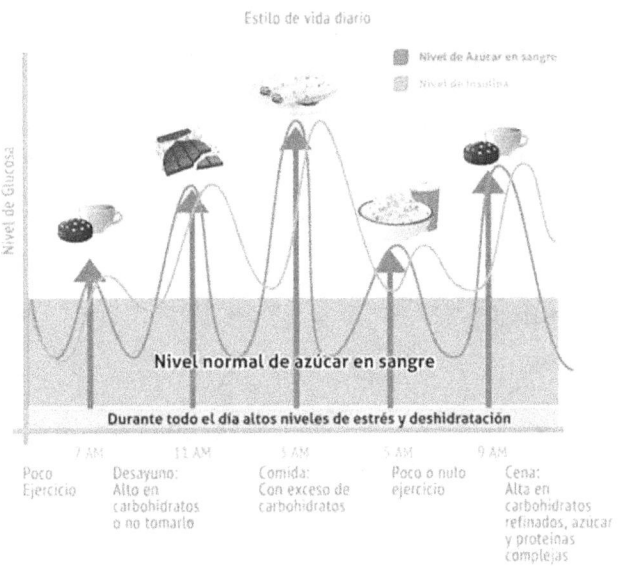

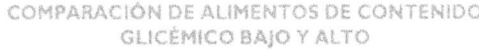

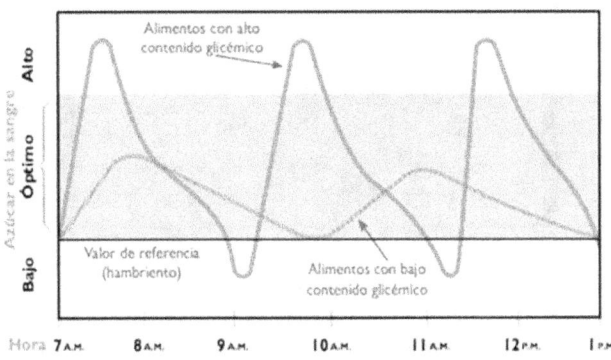

Al principio de la ingesta....

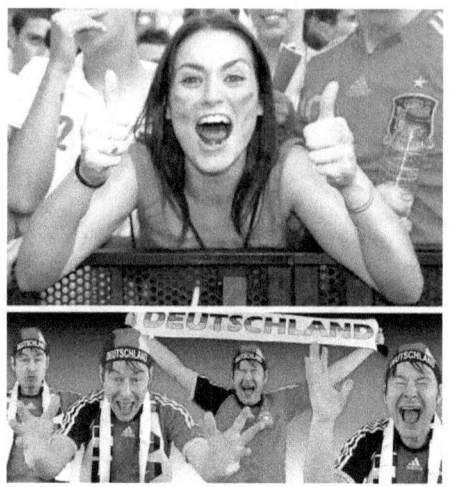

Pasadas algunas horas........

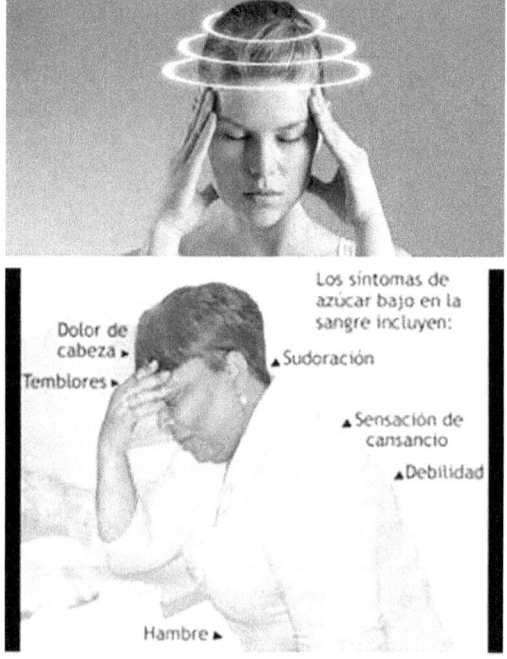

Luego si no queremos sufrir todos estos síntomas cíclicamente elegiremos alimentos adecuados que permitan mantener la glucemia estable dentro de unos parametros saludables, nuestro pancreas no sera sometido a esfuerzos contínuos que al final producirán estragos en su estructura y funcionamiento, estaremos más despiertos, energéticos y conservaremos la delgadez, conocer esto y aplicar lo aprendido aquí resultará en algó que va a transformar nuestra relación con la comida pasando de estar esclavizados por ella a ser amos y dueños de la misma pudiendo establecer unas pautas sin esfuerzo esta vez, dominar de una vez este importante aspecto que tanto repercute en nuestra salud y que determina nuestra delgadez y/u obesidad.

12. La Entrevista Reveladora

Puedes descargar esta entrevista gratis en:

www.adelgazarcontumente.com/libro

Francisco Fernández: Introducción, desde la Clínica Mallorca tenemos al doctor Enrique Flores. Enrique, ¿por qué las dietas no funcionan? ¿Por qué existe una epidemia de obesidad aquí, diríamos a nivel mundial e incluso obesidad infantil?

Enrique Flores: Pues, curiosamente...eh...en los últimos treinta años se ha incidido muchísimo en las dietas, en los gimnasios etc y la realidad nos pone de manifiesto que existe una epidemia de obesidad a nivel mundial, es lo que se llama una pandemia. Una gran cantidad de habitantes, millones y millones de de nuestro planeta , tienen sobrepeso y obesidad. Y además, lo peor de todo es que estamos dejando ese legado a las generaciones que nos suceden. Los niños ahora mismo tienen una obesidad infantil en España de las mayores de Europa, es una evidencia constatada que no está funcionando lo que nos están enseñando... ni nuestra manera de alimentarnos ni las dietas.

Francisco Fernández: En realidad, el problema son los alimentos nuevos que tenemos o también podríamos decir nuestra ingesta, cómo lo tomamos.

Enrique Flores: Bueno, como siempre seguramente hay que valorar diferentes aspectos no, y ambos que has dicho pues influyen. Principalmente los alimentos de hoy no son como los de antes, han cambiado, son alimentos procesados industrialmente y también lo que ha cambiado es nuestro estilo de vida. Nuestra forma de comer y nuestro nivel de estrés, sobretodo.

Francisco Fernández: Aumentar la cantidad de proteínas.

Enrique Flores: Sí. Aumentar la cantidad de proteínas es esencial para combatir la obesidad y para poder bajar de peso. El hecho de aportar más proteína que hidratos de carbono, lo que hace es que induce a que el cuerpo genere un gasto metabólico superior, muy superior. De tal manera que en el hecho de digerir la proteína, se produce un esfuerzo celular muy grande que lo que hace es ayudarnos a quemar la grasa sin necesidad de aumentar la actividad física. Me parece que es una idea fundamental y es un secreto para adelgazar que ni siquiera los especialistas conocen demasiado.

Francisco Fernández: Eh...cuando decidimos aumentar la cantidad de proteínas, ingerir proteínas. ¿Qué tipo de proteínas?

Enrique Flores: generalmente la proteína debe de ser magra, es decir libre de grasa, existen fuentes de proteína de origen animal y de origen vegetal. Es preferible la de origen vegetal, no obstante, existen proteínas de origen animal que son más saludables que otras.

Francisco Fernández: Como por ejemplo el pavo. ¿No?

Enrique flores: Por ejemplo, el pavo es bastante más saludable que el cerdo, porque a pesar de que llevan proteína ambos, uno lleva asociado pues muchísima más grasa y colesterol que por ejemplo la otra,es por tanto más conveniente. Pero aun así , la más conveniente, la más saludable es la de origen vegetal. Por ejemplo la de soja, porque tiene las mismas propiedades que la del origen animal, es decir, todos sus aminoácidos esenciales, pero ninguno de sus inconvenientes. Es más, no lleva colesterol, ni grasas saturadas asociadas, pero sí que lleva la soja una sustancia que se llama la lecitina que lo que hace es favorecer que baje nuestro colesterol y limpia nuestras arterias. La lecitina es una grasa" buena".

Francisco Fernández: Y eso es bastante importante porque realmente, pienso también, que lo que se ha hecho también es ingerir poca proteína y aparte de muy mala calidad, completamente.

Enrique Flores: Sí, definitivamente. El hecho de tomar proteína animal en grandes cantidades como lo hacemos actualmente, es muy nuevo en la humanidad. Muchas veces una persona se puede proveer de forma barata de carne animal, incluso podría comerla tres veces al día.

Francisco Fernández: Pienso que normalmente ha sido, pues, un hecho desde hace tiempo, después de incluso guerras, después de tiempos incluso más difíciles en los cual incluso se ha tendido a ingerir lo que son hidratos de carbono, como por ejemplo, un gran abuso del pan.

Enrique Flores: Sí, ciertamente. Es otra de las carencias, o sea de las desgracias de la alimentación moderna, porque se abusa del hidrato de carbono, además un hidrato de carbono también de mala calidad. Por qué digo de mala calidad. Pues porque son hidratos de carbono de origen industrial, en el proceso de industrialización lo que se hace es que se despoja al hidrato del carbono, al cereal de la fibra, y se deja solamente la parte que más fácilmente se convierte en azúcar y por lo tanto al final en grasa en nuestro cuerpo.

Francisco Fernández: La ingesta normal de proteína o la recomendada que cualquier persona debería de tomar son el doble, realmente de lo que es el peso corporal de la persona. ¿Cierto?

Enrique Flores: Sí. Varia un poco según la persona, de hecho deben de personalizarse porque no es lo mismo una persona por ejemplo, anciana, que un niño que tiene que crecer; que una persona que tiene una gran obesidad, que una persona que quiere crear masa muscular en un gimnasio. Pero si es cierto que deberíamos aumentar de manera general a toda la población la ingesta de proteína en detrimento o sea disminuyendo, el hidrato de carbono.

Francisco Fernández: Entonces, ese hidrato de carbono lo que deberíamos de hacer es ingerirlo pero de forma como una ingesta de verdura y fruta.

Enrique Flores: Por supuesto, el hidrato de carbono no se debe eliminar, es necesario para nuestras células y para la vida.

Francisco Fernández: Este es un hecho muy importante que normalmente me sorprende de la gente y es que piensa realmente que las verduras y las frutas no son hidratos de carbono.

Enrique Flores: Bueno, porque el desconocimiento de la población con respecto a la nutrición es bastante grande y existe una desinformación, muchas veces interesada por parte de la industria. Por eso nosotros ponemos en manos de nuestros, de nuestros oyentes una información que es muy necesaria. Entonces, el hidrato de carbono se puede obtener de diferentes fuentes no solamente de la bollería industrial o de los artículos de supermercado. Las frutas y las verduras proveen de hidratos de carbono de una excelente calidad, además con fibra asociada.

Francisco Fernández: Además que son de fácil asimilación.

Enrique Flores: Son de fácil asimilación e idealmente deberíamos proveer los hidratos de carbono de los cereales integrales.

Francisco Fernández: Y una parte también bastante importante es que nos dan lo que es una energía también rápida, instantánea.

Enrique Flores: Efectivamente, los hidratos de carbono de tipo industrial de la bollería, de los azucares, de los chocolates, de la repostería no son de origen integral. Entonces, como os decía antes están desprovistos de la fibra, la fibra actúa como una esponja y lo que hace es que va reteniendo la glucosa y el organismo la va absorbiendo en forma paulatina así como el organism la va demandando. Sin embargo, en los alimentos industriales el azúcar está separado de la fibra y entra directamente en nuestra sangre de manera muy brusca. Entonces, es cuando el organismo tiene que reaccionar liberando insulina para todos esos excesos de azúcar en la sangre, meterlo de nuevo a la células. En ese proceso se produce grasa y se acumula dentro de nuestras arterias, dentro de nuestras caderas, abdomen haciéndolo, haciendo nuestro cuerpo pues menos estético y menos saludable.

Francisco Fernández: Entonces en definitiva una parte también bastante importante es el tomar verdura y fruta. Aumenta lo que son los niveles también de energía rápidamente, incluso cuando tomamos pues, como bien has dicho, los hidratos de otro tipo de alimentos por ejemplo, bollería o pan, incluso si lo tomamos y aumentamos la cantidad también nos vamos a sentir pesados y, lo que nos van a hacer es justamente lo contrario, incluso restar lo que es energía. Hay una parte importante la cual me comentaste antes de realizar este programa y es que realmente cuando tomamos proteína si nos pasamos, incluso, en la ingesta de proteína, lo que hace nuestro organismo es tirarlo, eliminarlo. Es prácticamente igual como ocurre con la vitamina C, ¿no?, si consumimos más.

Enrique Flores: Si evidentemente nuestro cuerpo es sabio, todo lo que le damos en exceso intenta eliminarlo, si no lo necesita, pues simplemente lo elimina, no pasa nada más.

Francisco Fernández: Lo que no elimina de esa ingesta pues son los hidratos de carbono que tomamos de forma no saludable. Es realmente lo que se queda en nuestro cuerpo como forma o manera de protección. ¿No?

Enrique Flores: Si has atendido antes recordarás que la energía que se libera al digerir el hidrato de carbono tiende a acumularse y nuestro cuerpo lo acumula en forma de grasa, en el tejido adiposo, debajo de nuestra piel, en nuestro abdomen, en las caderas en el caso de las mujeres y es una grasa difícil luego de hacer desaparecer.

Francisco Fernández: Hablemos ahora del agua, de la importancia del agua. ¿Qué cantidad aproximadamente una persona debería de tomar al día?

Enrique Flores: Bueno, lo que se calcula que necesitaría reponer necesariamente una persona son dos litros diarios. Dos litros diarios, es lo que el cuerpo en su funcionamiento diario necesita reponer. No obstante, eso no quiere decir que sea suficiente, eso es el mínimo. Cuando, por ejemplo, nosotros tenemos una actividad física importante la hidratación tiene que ser constante. Por el mismo motivo, cuando estamos haciendo una dieta para bajar o pretendemos perder peso, deberíamos aumentar mucho lo que es la cantidad de agua, con eso conseguiremos que los resultados sean mayores y más rápido.

Francisco Fernández: Incluso que nuestro cuerpo pues se limpie más rápidamente que pueda expulsar mejor las toxinas y las grasas.

Enrique Flores: Por supuesto, el agua cumple diferentes funciones en cuanto a lo que es bajar de peso. Debería ser aproximadamente el 5% de nuestro peso en agua. Es decir, una ingesta bastante mayor que la habitual y con esto vamos a conseguir varias cosas diferentes. El agua tiene un efecto saciante porque muchísimas veces el cuerpo confunde las sensación de hambre con la sensación de sed. El hecho de estar deshidratado aunque sea ligeramente envía una señal al cerebro que fácilmente se puede confundir con hambre, ansiedad y nos hace de manera involuntaria ingerir alimentos que en principio no teníamos pensado ingerir a modo , de capricho, de viajes a la nevera.

Francisco Fernández: Y este es un gran secreto, de hecho cuando nuestro cuerpo identifica que no está proviéndose, no lo estamos proveyendo de la cantidad de agua que necesita y aparte estamos comiendo, por ejemplo, hidratos de mala calidad, estamos consumiendo bastante pan, eh…dulces, etcétera. Lo que hace es que nos ínsita a ir una y otra vez, porque lo que estás haciendo es coger esa agua que necesita, pero de esos alimentos.

Enrique Flores: Si efectivamente, son antojos, son impulsos irracionales precisamente porque se dispara una alarma que tenemos programada desde hace millones y millones de años de evolución. El ser humano proviene de un homínido, un homínido que pasó por grandes etapas de carencias, entonces cuando se dispara esa señal tiende a proveerse de alimento de una manera compulsiva.

Francisco Fernández: De hecho es curioso, por ejemplo, en personas más obesas o con cierta obesidad, las cuales es muy normal escuchar decir "yo no bebo agua" o "yo es que apenas tengo ganas de agua"

Enrique Flores: Si es un error que pretendemos corregir con este programa. Otra de las funciones que haría el agua, es la que tú estabas diciendo hace un momento, el agua es el vehículo que lleva los nutrientes hacia nuestras células y también es el vehículo que lleva todas esas toxinas, esos deshechos metabólicos hacia el exterior y vía riñón se eliminan. Entonces, es muy importante si lo que pretendemos es perder peso, es decir, eliminar grasa que exista un vehículo para sacar todo eso que nos sobra hacia el exterior.

Francisco Fernández: De hecho, incluso en la vida real para limpiar justamente, incluso en el suelo, podríamos decir limpiar con una fregona, por más que utilizáramos un detergente o cualquier cosa, la base fundamental, lo que necesitamos es agua, para incluso echar ¿no? necesitamos agua. Es decir, es un parte bastante importante tomar agua. Además no confundir lo que es sensación de sed y hambre. Que entonces, la persona que tiende a ser obsesa pues lo que hace es comer y comer y comer y no ingiere lo que es, no toma lo que es agua.

Enrique Flores: Por supuesto, además el hecho de tomar agua es fundamental hay que pensar que estamos constituidos en un 70% de agua y debemos estar hidratos de manera constante porque cuando empezamos a tener la sensación de sed, de nuestra lengua seca, normalmente ya llevamos un tiempo deshidratados. Y se manifiesta la deshidratación en forma de irritación, en forma de perdida de energía, de cansancio, de fatiga. Todas esas sensaciones no nos ayudan en nada a nuestros objetivos de perder peso de forma saludable y de forma tranquila y normal.

Francisco Fernández: Enrique, ¿En qué tipos podríamos categorizar los alimentos?

Enrique Flores: Básicamente en tres grupos, que serían los hidratos de carbono, que ya hemos comentado; luego estarían las proteínas y las grasas.

Francisco Fernández: Y las grasas.

Enrique Flores: Sí.

Francisco Fernández: Aportar grasas saludables.

Enrique Flores: Aportar grasas saludables es fundamental sobre todo actualmente porque seguramente de todos los nutrientes el que más escasea es la grasa saludable. Por contra, abunda mucho lo que son las grasas in-saludables, las grases de origen animal, que no nos convienen porque nos hacen subir el colesterol y nos provocan infartos y muchos problemas asociados con la saturación de las arterias. Pero las grasa buenas, científicamente llamadas ácidos grasos esenciales, son vitales para mantener nuestra salud y es el tipo de nutrientes que más escasea, entre las funciones que tienen las grasas saludables :

Nos ayudan a bajar el colesterol, darle elasticidad a las paredes de nuestras células, hacen que nuestras arterias sanguineas sean mucho más flexibles. Y se obtienen de los pescados azules que son los llamados... ahora está muy de moda , son muy conocidos el omega 3, que están incluyéndose en algunos alimentos como la leche, los huevos, etcétera.

Francisco Fernández: Es decir, hay un gran secreto que me comentaste que era pues tomar, ingerir grasa saludable porque la grasa saludable, ¿Qué es lo que hace?

Enrique Flores: A ver, la grasa saludable , hace diferentes funciones y todas son muy, muy importantes. Se incorpora a las estructuras de las células, a nuestra membranas celulares haciéndolas más flexibles y hace que nuestros tejidos sean de mayor calidad. Entonces, mejoran la calidad de nuestra piel, de nuestras uñas, de nuestro pelo. Pero, también mejora las paredes de nuestras arterias y nuestras venas impidiendo que se formen trombos, que se formen coágulos, que puedan llegar a dar problemas, por ejemplo, como los infartos de corazón que son la principal causas de muerte en la sociedad occidental. Más cosas....son los precursores de las hormonas, sirven para crear hormonas, entonces regulan toda nuestra función hormonal, eso nos va a ayudar a dormir mejor, a tener una mejor función sexual, y bueno, en general ...pues tiene una importancia muy grande.

Francisco Fernández: ¿Qué tanto por ciento más o menos recomendado sería de ingesta de grasa?

Enrique Flores: Bueno, pues sería en torno a un 15% y 20%.

Francisco Fernández: Y la más saludable la podríamos tomar del, por ejemplo, el aceite de oliva.

Enrique Flores: Es la que se encuentra en los pescados, por ejemplo, el salmón, el arenque, la sardina y también se encuentra en las semillas, en las semillas del lino, las semillas de girasol y van bien con ensaladas.Deben de comerse preferiblemente crudas siempre en forma de aceites de primera presión en frio, es decir, que no hayan sido calentadas porque entonces pierden sus propiedades. Se pasa de una forma CIS a una TRANS. La CIS sería la saludable y la

TRANS sería la nociva. En el grupo de las TRANS están todas las margarinas, por ejemplo, o las grasas animales. Porque es curioso que se venden las margarinas como un producto saludable, seguramente es uno de los productos más perjudiciales que existen en la industria, porque se convierte un aceite en principio saludable con un tratamiento llamado hidrogenación, en una grasa totalmente nociva e in-saludable que aumenta muchísimo nuestro nivel de colesterol.

Francisco Fernández: ¿Y cuál es la parte de marketing que hace que...

Enrique Flores: Pues eh....

Francisco Fernández: ....de que la vendan como saludable?

Enrique Flores: Porque en origen, los aceites vegetales son saludables, de hecho, son líquidos a temperatura ambiente, pero con un proceso en el que se le añade una molécula más de hidrogeno, se vuelven compactos, se vuelven sólidos. Es una característica que no existe en la naturaleza y esa grasa vegetal en principio saludable, se vuelve una grasa densa similar a la grasa animal.

Francisco Fernández: ¿Qué es el metabolismo basal?

Enrique Flores: El metabolismo basal , es una tasa que sirve para medir nuestro metabolismo y se hace totalmente en reposo. Cuando te levantas por la mañana, sin hacer ningún tipo de ejercicio simplemente con la respiración, en ese momento tú tienes un metabolismo "x" ese es el que se llama el metabolismo basal, que puede ser mayor o menor, dependiendo de la persona.

Francisco Fernández: Es decir, es recién despertado y ¿Qué es lo que se mide en base para sacar el metabolismo? ¿La respiración? ¿Latidos de corazón?

Enrique Flores: Sí efectivamente, y...

Francisco Fernández: ¿Volúmenes de aire?

Enrique Flores: volúmenes de aire y depende de cada persona.

Francisco Fernández: Entonces sería en realidad, el gasto de energía que tienes en ese momento.

Enrique Flores: Sí, el gasto de energía que hace el organismo para mantener sus funciones vitales mínimas, esa sería la tasa de metabolismo basal. Que por el hecho de….

Francisco Fernández: Sería como por ejemplo, un coche cuando esta arrancado.

Enrique Flores: Sí, cuando esta arrancado en punto muerto, sin darle al acelerador, eso es lo que mide la tasa de metabolismo basal. Es nuestro gasto…

Francisco Fernández: Que en el coche se llama ralentizado... ¿o cómo se llama?

Enrique Flores: Al relenti

Francisco Fernández: Al relenti.

Enrique Flores: Cuando esta al relenti, exactamente sería…

Francisco Fernández: Es decir, que aumentar el metabolismo sería como acelerar el relenti.

Enrique Flores: Efectivamente.

Francisco Fernández: Como ponerlo a punto.

Enrique Flores: Exactamente. Si la persona tuviese una actividad física ya no hablaríamos de metabolismo basal, por eso tiene que ser totalmente en reposo.

Francisco Fernández: Un gran secreto podría ser utilizar un potenciador ¿no?

Enrique Flores: Efectivamente, es cuando el metabolismo basal es mayor, está ligeramente acelerado sirve para mantener a una persona en su peso óptimo. Sería como un coche en punto muerto si el ralenti estuviera más acelerado, lógicamente estaría consumiendo más combustible, estaría quemando, en este caso quemando más grasa que es lo que nos interesa.

Francisco Fernández: Es decir, depurando también.

Enrique Flores: Efectivamente.

Francisco Fernández: Limpiando, aumentando lo que es la termogénesis.

Enrique Flores: Efectivamente.

Francisco Fernández: ¿Qué es la termogénesis?

Enrique Flores: La termogénesis es un, es un mecanismo fisiológico por el cual nuestro cuerpo mantiene la temperatura. Habitualmente entre 36.5 y 37 grados es la temperatura corporal del ser humano. Y todas esas reacciones metabólicas y celulares que ayudan a mantener el cuerpo a esa temperatura se denominan termogénesis.

Francisco Fernández: Entonces, cuando tenemos fiebre, lo que hace es que aumenta nuestro, nuestra temperatura en uno, dos o tres grados. Y de hecho, también lo que sucede es la eliminación por la orina ¿no?, por medio de la orina también, lo que hacemos es que eliminamos ¿no?, limpiamos, desintoxicamos lo que es el, el cuerpo.

Enrique Flores: Sí, efectivamente. Eso es, lo que tú acabas de comentar es realmente significativo. Cuando nuestro cuerpo quiere limpiarse, de hecho, la fiebre es un más que mecanismo de defensa, lo que hace es que aumenta la temperatura corporal uno, dos, incluso tres grados y haciendo eso acelera el metabolismo de una manera drástica. Muchísimas reacciones a nivel bioquímico tiene lugar en ese momento y el cuerpo lo que hace es expulsar todo aquello que le interfiere o le molesta y al subir la temperatura sudamos más, estamos eliminando a través del sudor. También vemos que nuestra orina es de un color muchísimo más denso, amarillo fuerte o anaranjado, nuestra lengua es pastosa, todos estos son mecanismos de depuración que pone en marcha a nuestro organismo, cuando aumentamos el metabolism... la fiebre es una forma de aumentar el metabolismo. En esa misma línea, lo que nosotros tenemos que hacer es aumentar nuestro metabolismo para que nos ayude a depurar y a quemar sustancias que no son buenas para el cuerpo.

Francisco Fernández: Al mismo tiempo con la ingesta de proteínas, con una buena ingesta de proteínas y con una actividad física normal, regular, pues lo que vamos a tener es más masa muscular. Entre más masa muscular tenemos, también aumenta o se acelera lo que es el metabolismo. ¿Es cierto?

Enrique Flores: Sí, es cierto porque el músculo para su mantenimiento cotidiano necesita un consumo energético mayor. Entonces, es importantísimo para mantener y conservar un peso ideal, el hecho de tener una mayor cantidad de masa muscular y menos grasa, de hecho el gasto metabólico del musculo es muy superior al de la grasa y cuanto más musculo tengamos, más nos va a aumentar esa tasa de metabolismo basal y por lo tanto se va a quemar grasa de manera automática sin necesidad de tener que aumentar sin necesidad de tener que aumentar la...

Francisco Fernández: Entonces rápidamente, ¿Cuál sería la respuesta de porque un atleta o una persona bien preparada físicamente su metabolismo es, está más acelerado? ¿Consume más? Incluso cuando está viendo la tele, incluso cuando esta durmiendo, incluso cuando esta sin hacer ninguna actividad.

Enrique Flores: Ah, pues en resumen porque tiene una masa muscular muy superior a la de una persona normal.

Francisco Fernández: ¿Qué tipo de persona eres acumulador o quemador?

Enrique Flores: Esa una muy buena pregunta, eso es en resumen, una de las ideas centrales. El hecho de ser acumulador o quemador te va a dar la respuesta a qué es lo que te está sucediendo, por qué te estas manteniendo con tu sobrepeso, por qué sigues estando gordo y no estas delgado. Por qué a pesar de que estas comiendo menos que otras personas, ves con envidia aquellos que están delgados y lucen un cuerpo esbelto y sin embargo tú, no. Pues seguramente si te pasa, si te pasa eso es porque eres acumulador y no eres quemador. El hecho de que seas acumulador o quemador depende exclusivamente del nivel de masa muscular que tú tienes.

Francisco Fernández: Es decir, entonces como podríamos poner en práctica, diciendo lo que dices, pues una persona delgada que tampoco no tiene musculo.

Enrique Flores: Bueno pues, muy fácilmente.

Francisco Fernández: Y que come, y que no engorda.

Enrique Flores: Muy fácilmente. El hecho de, existe una proporción entre la masa muscular y la grasa corporal. Las personas que tienen una mayor cantidad, mayor porcentaje de grasa corporal son acumuladores y lo que tienen una menor cantidad de grasa corporal son quemadores. Lo que pasa es que esto no está determinado genéticamente ni es inmutable. Nosotros podemos convertirnos en quemadores aumentando nuestro nivel de masa muscular, es decir, aumentando nuestro músculo y para ello se puede hacer aumentando la ingesta de proteínas. Simplemente, aumentando la ingesta de proteína, nosotros vamos a disminuir nuestro porcentaje de grasa corporal y vamos aumentar el de masa muscular o el de músculo, simplemente con eso. Si además, estimulamos el músculo haciendo ejercicio, pues entonces muchísimo mejor.

Francisco Fernández: Es decir, con esta base que estamos dando en este programa, aumentando lo que es el metabolismo podríamos decir qué tipo de personas lograrían realmente adelgazar y conseguir su peso ideal.

Enrique Flores: Realmente, todas las personas pueden conseguir adelgazar y tener su cuerpo ideal si están dispuesto hacer lo que hay que hacer para llegar a ello.

Francisco Fernández: ¿Y en qué casos no funcionaría?

Enrique Flores: En qué casos no funcionaria, en caso de...en los únicos casos que no funcionaría sería en una persona que tenga un caso metabólico, pero se calcula que aproximadamente solamente es un 3% o menos de todos los casos de obesidad. ¿Sabes?... que tuviera un caso, por ejemplo, de hipotiroidismo pero genético, entonces sí, pero esos casos son mínimos, los demás son por los malos hábitos alimentarios.

Francisco Fernández: ¿Y de genes? ¿Genética?

Enrique Flores: Puede existir una predisposición, mayor o menor, pero si a una persona le aumentas la cantidad de proteína y aumentas un nivel de metabolismo acabará teniendo musculo y acabará teniendo un cuerpo bien definido y compacto.

Francisco Fernández: Algo importante también, es comer ingredientes orgánicos. ¿Qué son ingredientes orgánicos?

Enrique Flores: Bueno, los ingredientes orgánicos son...

Francisco Fernández: productos agrícolas.

Enrique Flores: ...son productos agrícolas exactamente, que han llevado un proceso de mucho esmero, cuidado, mimo, donde la tierra no tiene fertilizantes, donde no se utilizan sustancias químicas para abonarlos y donde además lo productos tiene su tiempo de maduración adecuado y de recolección también adecuado.

Francisco Fernández: Es decir, sin modificar nada, totalmente natural.

Enrique Flores: Efectivamente, totalmente natural son los productos como se conocían hasta hace prácticamente pues

80 años, como lo hacían nuestros abuelos, eso es un producto orgánico. El que recoge todos los nutrientes de la tierra.

Hombre: No han tenido abonos químicos, ni pesticida, ni manipulaciones genéticas.

Enrique Flores: Efectivamente. La consecuencia es que son unos productos alimenticios de una calidad muy superior a lo que tenemos en el mercado porque tienen un gran contenido en vitaminas, minerales.

Francisco Fernández: Es decir, como cultivaban nuestros abuelos, podríamos decir.

Enrique Flores: Sí, en resumen sí.

Francisco Fernández: Que es gran parte de enfermedades que hay y de problemas que tenemos incluso de obesidad y es que justamente ya no solo en productos, por ejemplo de la tierra, sino incluso por ejemplo, animales. Es curioso el caso que me comentaste sobre los pollos. ¿Qué les pasa a los pollos?

Enrique Flores: Pues sí, ciertamente la primera parte de lo que has dicho tú, se calcula que un 70% de las visitas al médico se podían evitar con una alimentación, con una nutrición adecuada. Es decir, si aportásemos los alimentos como vienen de la tierra no tendríamos carencias nutricionales y que de allí se derivan pues las depresiones, fatigas, problemas de corazón, incluso el cáncer, todo eso son consecuencias de una alimentación deficiente. Y con respecto al caso que me comentabas de los pollos, pues, el estrés eso era para...era para hablar un poco del estrés, de cómo afecta el estrés a...tanto las personas como los animales. Las granjas de engorde de pollos se les introduce en jaulas muy pequeñas donde apenas se pueden mover, eso produce una irritación y un estrés, les ponen luz las 24 horas, además de una música estridente. Todo esto genera un estrés importante en el animal y a consecuencia de ese estrés ve aumentada su capacidad de ingerir alimentos, o sea tiene un apetito muy superior al que sería en condiciones normales, en el campo, en un estado relajado.

Francisco Fernández: Es decir, está picando constantemente.

Enrique Flores: Esta picando contantemente y eso lo que demuestra… pues un poco que el estilo de vida tiene una importancia crucial en este comportamiento.

Francisco Fernández: ¿Qué tipo de comida le ponen?

Enrique Flores: Bueno, pues le ponen una comida a base de harinas, mezcladas con harinas de pescado o también hormonadas, le ponen antibióticos en el agua, todo eso hace que los antibióticos maten su flora bacteriana, su flora intestinal y lo que pasa es que los alimentos pasan muchísimo más rápido de los intestinos a la sangre y se produce un engorde y una acumulaciones de grasa muy importante. Tal es así que, en dos meses pues a lo mejor se consigue un pollo del tamaño, el doble, del que de manera natural se consigue en seis meses. Entonces…

Francisco Fernández: Entonces… entonces de una forma normal, natural.

Una pregunta personal. ¿Cómo podríamos evitar esto? Porque nosotros vamos al supermercado y queremos comer pollo, si vemos pollo, pechuga de pollo, es sano.

Enrique Flores: Sí, bueno está claro que la industria trata de vender lo mejor que pueda sus productos, incluso utilizando todo tipo de engaño, ¿no?, en este caso. La mejor manera sería proveerse de productos orgánicos en la medida en que se pueda y si por lo que sea no se puede o por motivos económicos, pues al menos intentar comer de lo que existe, lo más saludable y aportando lo que es la suplementación. Es decir, complejos vitamínicos, omega 3, todo tipo…fibra en forma de complementos nutricionales sería lo más inteligente.

Francisco Fernández: Reducir el alcohol, bebidas gaseosas y la cafeína.

Enrique Flores: Es...

Francisco Fernández: Todo este tipo de bebidas lo que llevan son excitantes en su composición, es decir, que afecta a nuestro sistema nervioso.

Enrique Flores: Hombre, para llevar a cabo un programa de pérdida de peso con éxito es básico eliminar todo este tipo de sustancias porque tienen una incidencia muy importante.

Francisco Fernández: También en el estrés.

Enrique Flores: En el estrés por supuesto. Lo que hacen es que enervan nuestro sistema nervioso y alteran nuestra capacidad de control. Entonces, nos pasa lo que les pasa a los pollos, que cuando están muy nerviosos tienen a comer de manera muy compulsiva. Además el alcohol, por ejemplo, nos puede producir un estado de euforia donde podemos fácilmente perder nuestra disciplina. Y el alcohol es un alimento con muchísimas calorías y con cero de valor nutricional, por lo tanto, no es conveniente. Las bebidas gaseosas como refrescos, coca colas tienen una incidencia en nuestra bioquímica muy importante, es muchísimo azúcar que entra en nuestro organismo en un momento dado y además muchas de ellas llevan excitantes como lo has dicho. Entonces, puedes estar haciendo todas las pautas correctas que hemos ido mencionando y simplemente por este factor, puede ser que no estés teniendo los resultados. Así que es muy importante eliminar o sustituir éste hábito por otro. Por ejemplo, puede ser un té verde o bebidas naturales.

Francisco Fernández: Y personas, por ejemplo que dicen "bueno pues a mí me gusta por ejemplo, la coca cola", vamos a poner un ejemplo, "pero me la tomo light porque de esta forma no tiene azúcar." ¿Qué dirías sobre eso?

Enrique Flores: Pues, yo diría que...

Francisco Fernández: Si no lo pueden evitar al menos que lo tomen, pero simplemente que lo eliminen.

Enrique Flores: Yo...yo...bueno sí, está claro que si no lo pueden evitar tendrían que hacer lo necesario para paulatinamente irlo dejando. Es decir, si acaso tomabas coca cola con mucha azúcar pues tomas coca cola light, pero luego paulatinamente tienes que pasarte a, por ejemplo, una bebida de té, también dulce. Y después la vas pasando a té verde, ya con edulcorantes artificiales y ya por ultimo, si puedes ...no tomar nada de azúcar. De una manera paulatina, sustituir un hábito no adecuado por uno más correcto. El té verde te ayuda a quemar grasa y eliminar toxinas y además es antioxidante, te ayuda a hidratarte.

Francisco Fernández: Sobre la leche. ¿Es necesaria la leche en nuestra vida?

Enrique Flores: La leche no es imprescindible, o sea le leche es necesaria en una etapa de nuestra vida, que es cuando somos lactantes, es totalmente indispensable. Pero, una vez que nos salen los dientes, no es indispensable porque existen otras fuentes, se ha vendido siempre que la leche es una fuente principal de calcio. Pero, la fuente principal de calcio no es la leche y mucho menos de un animal que no es nuestra madre como por ejemplo, una vaca. La fuente principal de calcio debería ser pues los vegetales crudos y cereales integrales etcétera, por ejemplo, las hojas son muy calcificantes. Sería mejor optar por bebidas de soja o avena que la propia leche. Porque la leche, la leche tiene unas propiedades que son idóneas y muy aptas para el ternero pero que no son tanto para el ser humano. Porque están preparadas para que un animal que cuando nace pesa ochenta kilos, pues en apenas unos meses alcance entre los 200 y 400 kilos; y aparte tiene unas características que las hacen muy difíciles de digerir para nosotros, para el ser humano. Produce y es la fuente de muchísimas alergias, es la fuente de muchísimos problemas, además que se ha constatado que los países en donde más leche de vaca se bebe, la osteoporosis es mayor, que en los países donde apenas se bebe leche. Además que existen muchos problemas asociados como las intolerancias a la lactosa, etcétera, etcétera. El asma también...

Francisco Fernández: Podría ser de origen de...de... más alergias.

Enrique Flores: Sí, sí por supuesto que sí. Gran parte de las, del asma infantil su origen está en la leche de vaca.

Francisco Fernández: ¿Y la vaca qué come?

Enrique Flores: La vaca come hierba y de la hierba genera el calcio de la leche, por tanto, por deducción el origen del calcio estaría en la hierba.

Francisco Fernández: ¿Qué tipo de suplementos nutricionales recomiendas?

Enrique Flores: Bueno pues...

Francisco Fernández: Por ejemplo, una persona normal debería de tomar suplementos nutricionales.

Enrique Flores: Sí, sí por supuesto. Por supuesto, porque actualmente nadie está llegando a las recomendaciones mínimas diarias, que aparte de ser un concepto ya bastante obsoleto del siglo pasado porque se necesitan las cantidades de vitaminas y minerales bastante más superiores a las recomendaciones mínimas diarias. Y con la alimentación actual es imposible cubrir esas necesidades nutricionales. Por tanto, necesitamos si o si complementarlo de alguna manera. A no ser que te proveas de productos totalmente orgánicos, que no necesitan más suplementación. Pero como es...

Francisco Fernández: Es decir, que son completamente puros. Claramente.

Enrique Flores: Claro. Exactamente, salvo que tengas esa fuente para poderte proveer pero que además tampoco sería del todo suficiente porque con el estilo actual y el ritmo de vida que tenemos, el estrés, al aumentar mucho la actividad, nuestro nivel de sistema nervioso se produce, se convierte en desgastador de nuestros minerales. Es decir, los consumimos vitaminas y minerales con muchísimas más intensidad que antes, así que también sería bueno suplementar. Tenemos carencias en alguna medida u otra.

Francisco Fernández: ¿Por qué la importancia de comer despacio?

Enrique Flores: Bueno, la importancia de comer despacio, y de masticar, y ensalivar bien los alimentos es debido a poder tener una buena asimilación de los mismos. Cuando nosotros comemos despacio y masticamos suficientemente la comida, ponemos en marcha un proceso digestivo que se da en la boca, que es con la saliva, una serie de enzimas que tenemos la amilasa, la ptialina que lo que están haciendo es disgregar los hidratos de carbono y preparar al estómago y al duodeno, al intestino, para luego digerir todos esos alimentos. Si tú no has hecho esa buena ensalivación parte de esa asimilación no se va a producir o sea sera una digestión ineficiente.

Francisco Fernández: Aparte, también se dice que cuando masticamos bien y comemos lento también ya perdemos, de hecho incluso, con el proceso de masticar un 10% de las calorías que ya ingerimos. ¿Es cierto?

Enrique Flores: Sí, eso va en la línea de lo que yo comentaba antes, de que al no producirse la digestión de manera completa, al no darse todos los pasos porque alguno se ha saltado pues está claro que es una perdida tanto de energía como de nutrientes.

Francisco Fernández: ¿Respecto a la fibra?

Enrique Flores: Bueno, la fibra es fundamental, la fibra actualmente se aporta poco a nuestra alimentación, por lo que también comentaba antes de que en los procesos de industrialización de los alimentos se separa las fibras y se deja solamente la sustancia del hidrato de carbono, normalmente, los almidones, los azucares, las harinas blancas y entonces estamos muy faltos de fibra. También, se ingiere poca fruta y verdura, entonces, eso hace que tengamos un déficit importante de fibra. Juntamente, con un consumo excesivo de proteína vegetal hace que las heces sean muy compactas, muy duras y se acumulan mucho tiempo en intestino. Entonces, se en vez de evacuarse rápidamente se produce, lo que es... el estreñimiento. Entonces, pasan varios días en nuestro intestino y aquello va liberando sustancias nocivas en nuestro torrente circulatorio y todas esas toxinas están dañando a nuestras células, y nuestro cuerpo, que es muy sabio se protege generando, encapsulando esas toxinas en forma de grasa y es una grasa difícil de sacar, una grasa terca que normalmente se acumula en la zonas donde producen efectos estéticos devastadores, ¿no?, como el abdomen de los hombres, las caderas en las mujeres. Entonces, la fibra hay que aportarla porque la fibra lo que hace es que, primero, es saciante con lo cual vamos a comer menos. Después, actúa como un cepillo, como una escoba que limpiará nuestro intestino por dentro, las microvellosidades intestinales. Después también, tiene la capacidad de retener agua, lo que hace reblandecer las heces y facilita el tránsito y la evacuación diaria hacia el exterior y permitiendo una función intestinal pues, óptima.

Francisco Fernández: Es decir, también se puede aumentar el metabolismo de esa forma ¿no?, acelerar ¿no?

Enrique Flores: Claro, porque al retirar sustancias nocivas y ayudar a...como les decía, al tránsito, evitar los estreñimientos, el cuerpo funciona mejor. Está claro que, hay una sobre carga que tiene el cuerpo, hay un exceso de energía que tiene que estar derivado hacia todo eso que le es nocivo, que desaparece, con lo cual nos vamos a encontrar mejor.

Francisco Fernández: En definitiva, esa pirámide...

Enrique Flores: La pirámide.

Francisco Fernández: ...nutricional.

Enrique Flores: Sí, la pirámide nutricional que se ha venido dando por buena estos últimos treinta años ha resultado totalmente ineficaz, de hecho, la constatación de la epidemia de obesidad, en gran parte se la debemos a esta pirámide nutricional donde la base, o sea cantidad mayor, de alimentos a ingerir estaba en los hidratos de carbono, los cereales.

Francisco Fernández: Y todavía incluye o se sigue diciendo.

Enrique Flores: El pan, sí.

Francisco Fernández: Los cereales.

Enrique Flores: Sí. La verdad es que no se comprende porque vistos los resultados... si es cierto que una campaña muy importante, por parte de Estados Unidos, de introducir o de dar a conocer a la gente, al mundo en general, esta pirámide y que la diéramos por buena porque en Estados Unidos son productores de cereales, a nivel mundial. Tenían un exceso de stock y les interesaba mucho que se consumieran cereales, de hecho, se desayunan cereales en la cultura anglosajona, cuando se sabe ciertamente que es un error y que conduce a la obesidad. Intereses...

Francisco Fernández: Es decir, ¿qué desayunos sería...?

Enrique Flores: ...intereses comerciales.

Francisco Fernández: Es decir, ¿Qué desayuno sería el correcto?

Enrique Flores: Bueno, el desayuno correcto sería el de...

Francisco Fernández: ¿o el más saludable?

Enrique Flores: ...el más saludable pues sería la fruta y/o proteína. Existen batidos que llevan proteína de origen vegetal, que te permiten tener una energía mantenida durante toda la mañana hasta la hora de comer, evitando el ciclo de la insulina que hemos comentado antes.

Francisco Fernández: ¿Y para fundir la grasa para siempre?

Enrique Flores: Hombre, el secreto para fundir la grasa para siempre, el secreto para esas zonas localizadas de grasa difícil que no sale, la celulitis y demás ...existe un secreto... existe un secreto que es definitivo y que hace perder la grasa, y fundirla para siempre. Consiste en una limpieza profunda de nuestro intestino. Nuestro intestino ha ido acumulando con los años materias fecales, toxinas y han ido quedando impregnadas en las microvellosidades intestinales. Y han ido tapizando de tal manera que tenemos un problema de intoxicación a nivel intestinal, al nivel de nuestra sangre, a nivel de nuestro hígado y se puede producir una limpieza con un secreto, ...siguiendo unos pasos.

Francisco Fernández: También, se puede limpiar estando por ejemplo, en ayunas o no comiendo durante algún día. Podría ser una forma para limpiar nuestro organismo...

Enrique Flores: Bueno, está claro que el ayuno...

Francisco Fernández: natural...

Enrique Flores:...el ayuno es una medicina natural ...pero....se podría, se podría perfectamente, lo que pasa es que al ayuno no todas las personas pueden acceder,no están preparadas para poderlo hacer, se necesita estar en reposo, y quererlo hacer.

Francisco Fernández: ¿Y qué dirías respecto a purgar? Sería algo similar como purgar, lo que hacen los animales.

Enrique Flores: Sí, efectivamente o sea de hecho las purgas, los animales es su forma, una de las formas principales de depuración que tienen. Cuando un perro, un gato, un hervíboro, que come unas hierbas que le produce nausea, asco y acaban vomitando aquello que les ha sentado mal, entonces así se purgan. Eh... la medicina de todos los tiempos en la antigüedad, las purgas eran remedio de medicina natural.

Francisco Fernández: Incluso la daban, ¿no?, incluso a los niños.

Enrique Flores: Exactamente, el aceite de ricino y el aceite de hígado de bacalao, tenían la función de purgar...de evacuar, un efecto laxante importante. Pero no nos estamos refiriendo a esos sino nos estamos refiriendo a una limpieza profunda de nuestro organismo, de limpiar por dentro. O sea, es como qué pasaría si tú no te duchases, ni te pasases agua por tu cuerpo durante semanas, meses, incluso años, llegarías tener una costra sobre la piel y llegarías a tener muchos problemas, derivado de ello. Entonces, a nadie se le ocurre...

Francisco Fernández: Esto lo que hace que identi...separar lo que es esa grasa y no tener acceso, podríamos decir ¿no?

Enrique Flores: Que a nadie se le ocurra, que igual que limpiarse por fuera, hay que limpiarse también por dentro, puesto que todas esas toxinas que vamos acumulando, pensar hay que mucha química... existen pesticidas, existen 50 o 60 mil aditivos en nuestras comidas que no son de origen natural y que nuestro cuerpo tiene que procesar como buenamente puede y acaba encapsulando esas toxinas en forma de grasa para protegernos ¿no? Entonces, si nosotros ayudamos al cuerpo a eliminar esas toxinas, esas toxinas saldrán, pero también saldrá esa grasa que las está volviendo, ese es el gran truco.

Francisco Fernández: ¿Y respecto al hígado? ¿Qué se limpia? Mediante ese proceso se limpia lo que es el colon y el hígado.

Enrique Flores: Sí, está claro que cuando tú limpias el intestino, el intestino que recoge los nutrientes, a través de la sangre los lleva a esta fábrica principal del cuerpo que es el hígado. Está claro, que si tú tienes un colon limpio, estarás ayudando a que el hígado trabaje más limpio también. No obstante, existe también un proceso de limpieza de hígado, igual que existe uno para el colon, existe uno del hígado. Idealmente, debería hacerse ambos.

Francisco Fernández: ¿Con qué frecuencia?

Enrique Flores: Con qué frecuencia, depende, lo que sería el del hígado se puede hacer varias limpiezas de hígado idealmente para limpiarlo completamente entre cuatro y seis, podrían ser. Pues, en el periodo de un año, pues cada dos meses pongámosle. Y lo que sería la limpieza de colon, pues en principio cada tres meses, también sería suficiente.

Francisco Fernández: ¿Y cómo se hace la limpieza del hígado? Es decir por ejemplo, la limpieza del colon productos como "remio" ¿no?

Enrique Flores: Exactamente.

Francisco Fernández: Okay. ¿Y el hígado?

Enrique Flores: Pues el hígado ese no, unos pasos unas instrucciones, un programa del doctor Andreas Morín, que no es difícil de hacer, es muy sencillo de hacer y tiene pues unos resultado estupendos con respecto a lo que es la salud. ¿Cómo se hace? Pues, hay que tomar durante una semana zumo de manzana y después unas sales de magnesia, durante el fin de semana y entonces...

Francisco Fernández: Pero solo eso o simplemente tomar...

Enrique Flores: Solamente eso.

Francisco Fernández: Sin comer alimentos.

Enrique Flores: No, en principio no tienes que dejar de comer, ni hacer tu vida normal. Evidentemente no vas a estar comiendo cosas demasiado grasas, no estarás comiendo cosas al horno....

Francisco Fernández: Es limpiar con...beber zumo de manzana durante una semana y el fin de semana...

Enrique Flores: Y el fin de semana pues hay que, las sales de magnesia junto con aceite de oliva virgen, mas semilla, mas zumo de pomelo, es una combinación y entonces tú lo que haces es eliminas bilis que tienes incrustada en tu hígado durante años y vuelves a tener el hígado perfectamente limpio y virgen como el de una persona, digamos, como el de un niño de 12 años. Vuelves a tener otra vez intacto tu hígado. Además, que el hígado tiene una capacidad de regenerarse, muy importante.

Francisco Fernández: Y es cierto también que, lo que me dijiste de, de que si se toma un poquito más de la cuenta, por ejemplo, de alcohol lo que hace es que el hígado no, no lo puede…eliminar…no lo puede digerir bien y entonces por eso viene al embriaguez. ¿No? ¿Eh? Y lo mismo podría ser con las grasas, ¿no?, cuando tomas en exceso…

Enrique Flores: Lo que pasa es que cuando tu cuerpo le das un exceso de cosas que no necesita, las procesa, intenta eliminar lo que puede y lo que se pasa de lo que puede eliminar pues se ve obligado a acumularlo y lo acumula de la manera que menos daño le pueda hacer, que es en forma de grasa. Acumulando, encapsulando, rodeando esas toxinas nocivas para nuestras células en la grasa y así quedan metidas en nuestro tejido adiposo. Bueno, la pirámide alimenticia ideal debería ser bastante diferente a la que todos conocemos, a la que actualmente o hasta ahora se ha mantenido en universidades y es escuelas de nutrición. La base debería ser el 70% de alimentos vivos, alimentos vivos, alimentos salidos de la tierra como son las hortalizas y la fruta. De estos aproximadamente el 80% debería de ser las hortalizas espárragos, brócoli, zanahorias, espinacas, repollos, etcétera. Y el 20% de la fruta ¿no? Idealmente frutas, tampoco excesivamente dulces, pero bueno como, pues la, el melón, la sandía, frutas que tengan agua. Después, deberíamos a partes iguales tomar un 10% de proteínas, un 10% de grasas saludables y un 10% de carbohidratos. Eso sí, lo que son los carbohidratos deberían de ser de origen cereal, perdón, integral. Es decir, de cereales integrales como el arroz integral, la avena. En cuanto al 10 % de ácidos grasos esenciales, pues omega 3, aceite de oliva, aceite de lino, aceite de aguacate…de origen vegetal. Y en cuanto a lo que son las proteínas, pues también de origen vegetal las almendras, las nueces de Brasil, las avellanas, las legumbres, las pipas de calabaza y también pues los pescados, pescados como por ejemplo, el salmón, el atún, la caballa, el pez espada, etcétera. Y la base agua, mucha agua.

13. El Secreto del Gran Cambio.

El secreto del gran cambio tiene como protagonista a Juan, y estas fueron sus palabras después de haber perdido finalmente más de 20 kilos y haber conseguido su sueño hecho realidad.

Sus resultados después de apenas un mes. Ver resultados en vivo en vídeo:

www.adelgazarcontumente.com/resultados

12,4 kg en Tiempo Record

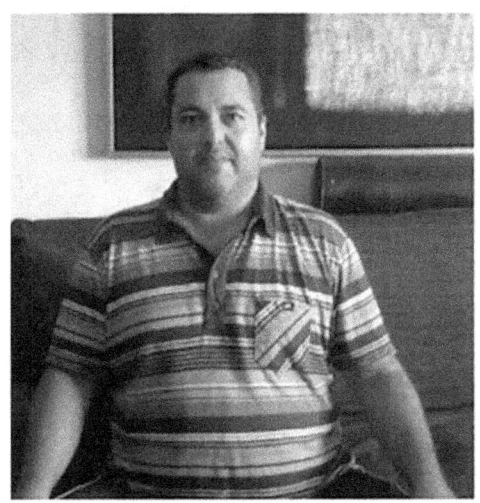

Juan - 94,4 kg

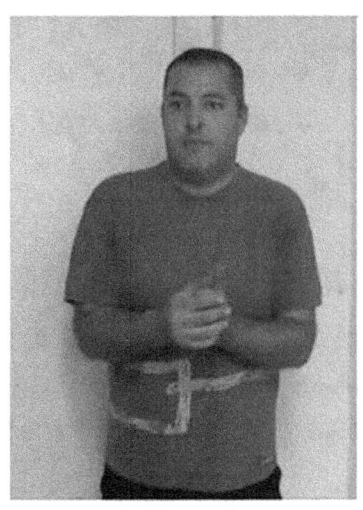

Juan - 82 kg

Había probado de todo, y pensaba firmemente que para él sería imposible. Sin embargo, se dio una oportunidad más. Y en realidad descubrió como el secreto del gran cambio estaba en su mente.

Sus resultados unas semanas después, Ver resultados en vivo en vídeo: www.adelgazarcontumente.com/resultados

Espectacular Ahora -15,9 kgs

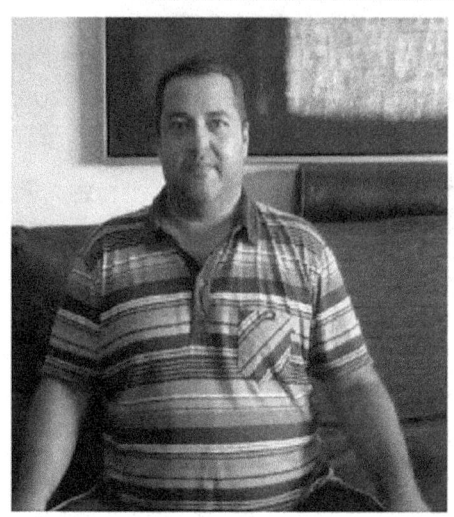
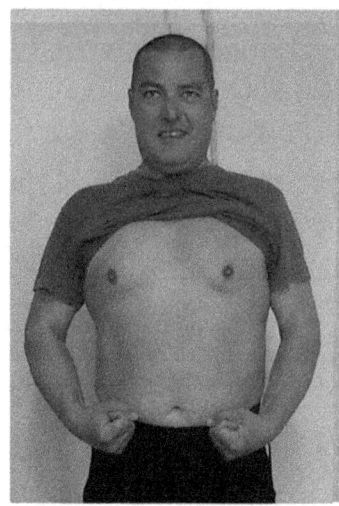

Juan - 94,4 kg   **Juan - 78,5 kg**

Y ahora se ve definido y está en 74 kg. Es decir, ha bajado 20 kgrs.

Ver resultados en vivo en vídeo:

www.adelgazarcontumente.com/resultados

Indudablemente, sabía que alimentos serían más saludables para él; todos más o menos lo sabemos al fin y al cabo. Pero lo importante no es saber que es lo que tienes que hacer, sino hacerlo.

Y en realidad, ahora también tú puedes permitirte este sistema para ir cambiando y mejorando. A nuestra manera, cuando crecemos vamos cambiando; es algo muy normal y natural en nosotros.

Y todos creemos que no podemos crecer más. Pero tenemos que adoptar una mentalidad de cambio, porque es esta la gente que logra liberar su potencial y logran el éxito en cualquier cosa que desean.

Recueda, este programa no es solo para que adquieras este conocimiento o digas que ya lo sabes, sino que para que lo apliques en crecer. Y tienes un plan de acción ahora para que comienzas ahora.

(www.adelgazarcontumente.com/libro)

Juan siempre se enfocaba en el problema, y no paraba de decir lo que a él le ocurría. Estas eran sus ideas, sus pensamientos, sus acciones y su comportamiento. Y no debemos negar el problema, pero hay que aprender a hacer este cambio y enfocarnos en la solución.

Comúnmente, nos efocamos en el problema en un 90 por ciento y solo el 10 por ciento en la solución. Y cuando queremos alcanzar un objetivo, tan solo hemos alimentado nuestra meta con una mínima parte, mientras casi todo el trabajo fue el enfoque en el problema.

Ahora, antes de comenzar con tu plan de acción; quiero revelarte un secreto demoledor.

Muchas veces buscamos el éxito, la felicidad, y nuestros deseos en algún sitio lejano y difícil de encontrar. Aparentemente este secreto es simple, pero es muchas veces en la simplicidad en lo que realmente encontramos nuestras respuestas.

Seguramente has afirmado en innumerables ocasiones y has dicho es que esto no puedo, yo no puedo, yo no tengo tiempo, yo no....

A partir de ahora puedes cambiar el: **yo no puedo**, por algo mucho más productivo y que te puede ayudar a encontrar muchas respuestas.

Entonces, en ese mismo lugar que pones "yo no puedo", vas a cambiar por esta otra mucho más beneficiosa y que nos emprende en la acción; **¿cómo puedo....?**

PROGRAMACIÓN ANTERIOR	PROGRAMACIÓN NUEVA
No tengo tiempo para hacer ejercicios	¿Cómo puedo tener tiempo para hacer ejercicios?
No quemo nada	¿Cómo puedo quemar más o acelelar más mi metabolismo?
No soy	¿Cómo puedo ser?

Al hacerte estas nuevas preguntas, tu enfoque está igualmente en buscar soluciones. Debemos de ir creciendo y mejorando, porque sinceramente comenzar ahora y enfocarte en nunca más comer algo o no hacer esto o aquello... etc. Las prohibiciones como sabes no valen de mucho.

No importa lo bueno que seas en algo, es muy díficil que hagas algo un 100 por cien o que nunca falles. Imagina que eres un gran futbolista y vas a lanzar penalties, sería imposible practicamente que siempre marques y nunca falles.

Así que como comprenderás llevar una dieta toda la vida, sin margen a error es muy díficil, igual que sería para ese futbolista no fallar nunca un penalti.

Sin embargo, si que el 80 por ciento de tus acciones, de lo que hagas, marcará los resultados. Así que el 80 por ciento de tu éxito está en tu psicología, está en tu mente.

De hecho cuando Juan conoció la regla 80/20 se dio cuenta del poder que tenía y como podía conseguir un curso esbelto y libre de grasa en tiempo record.

La regla 80/20 o Principio de Pareto tiene su origen en el filósofo, economista y sociólogo italiano Vilfredo Pareto.

Él observó que el 80% de la riqueza en Italia era poseída por tan solo un 20 % de la población.

Lo curioso es que llevó a cabo sondeos en otros países y observa que la distribución de la riqueza era simiilar en todos sitios.

¿Y como puede ayudarte en este momento para ti? Tal vez mucho más de lo que imaginas. La observación original de Pareto estaba relacionada solo con la riqueza, pero más tarde se comprobó que la regla 80/20 era aplicable a todos y cada uno de los ámbitos de la vida, y como no también para adelgazar.

Por ejemplo: En las empresas se sabe que el 80 % de los beneficios suele venir del 20 % de clientes más fieles o que el 80 % de las ventas se produce gracias al 20 % de los productos más comprados en la empresa.

Segun esta misma regla, el 80 por ciento de tu vida laboral tan solo pondrás en práctica el 20 % de los conocimientos que hayas adquirido durante tu formación.

El 80 % de las veces que te vistes utilizas el 20 % de la ropa que más te gusta.

El 20 % de las actividades que haces en tu trabajo diario son las que producen el 80 % del rendimiento.

Cuando hablamos un idioma, el 80 % del tiempo estamos repitiendo las mismas palabras continamente.

De ahí viene mi frase famosa:

> **"Nadie fracasa o no domina un idioma por no saber 5.000 palabras, sino por no saber como usar de 850 a 1.500 palabras"**
>
> **Francisco Fernández**

Por supuesto, los porcentajes no son fijos y a veces puede cambiar (90/10) o (70/30), pero lo importante es que nos permite escoger las cosas más productivas para alcanzar el objetivo que queremos ya que el 80 % de los efectos provienen de solo el 20 % de las causas.

Así que considerar esta regla para nosotros, puede ser muy ventajosa para centarse en ese 20 % por ciento de estrategias y que te aporten el 80 % de los resultados.

¿Te imaignas ahora? Es decir, en vez de centrarnos en el 80 % de las causas que te aportan muy pocos resultados, puedes ahora centrarte en el 20 % de las causas que acabarán con esas kilos de más de forma definitiva.

En resumen, en vez de querer encontrar la super dieta " X", y todas las pérdidas interminables de tiempo para conseguir algo que te haga cambiar.

Puedes decidir prepararte mentalmente y aprender seriamente estrategias para transformarte con decisión, haciendo que tu comportamiento sea diferente y tu resultado diferente también.

TU PLAN DE ACCIÓN - COMIENZA AHORA

www.adelgazarcontumente.com/libro   **CONTRASEÑA: adelgazar17**

 DESCARGA GRATIS TU AUDIO LIBRO (SORPRESA ADICIONAL)

 VÍDEO CURSO GRATIS: Revela el Secreto para que tu mente subconsciente trabaje de forma eficaz en la pérdida de peso.

¿Quién es Francisco Fernández?

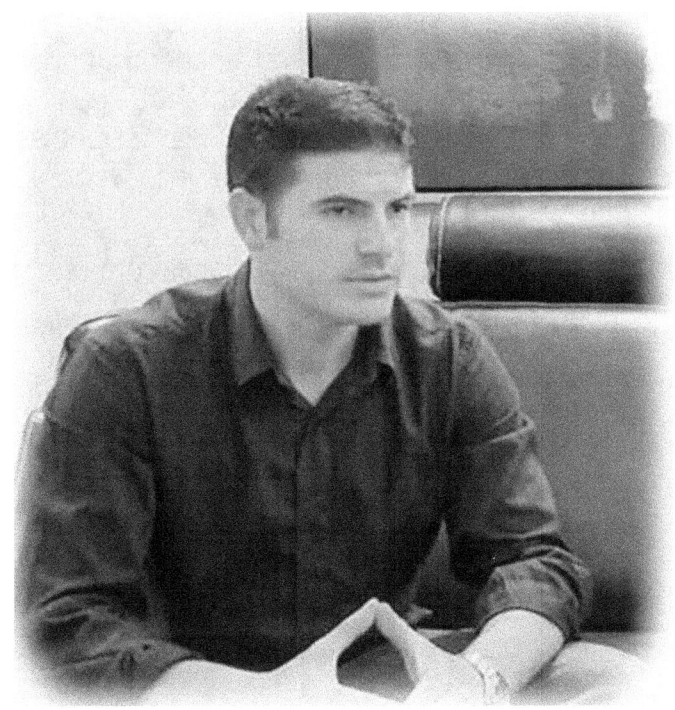

Francisco Fernández es mentalista, políglota y creador del método hipnoaprendizaje para aprender idiomas en tiempo record.

Su formación como audidacta desde muy joven dentro del campo del mentalismo y la psicología, le lleva a pertenecer a una de las asociaciones más prestigiosas del mundo en USA "The International Association Of Professional Conversational Hypnotists" (IAPCH) siendo "Certified Hypnotherapist" en Conversational Hypnosis, y en el Reino Unido es certificado en "The Mind Care Organization, LTD" siendo especialista en Método Acting (Hypnotic Method Acting Coach), Celebrity Lifestyle Consultant, y NLP Trainer.

Es reconocido mundialmente en el campo de la hipnosis y en la obtención de resultados excelentes, con clientes por todo el mundo.

Lleva más de dos décadas dedicado al estudio de la mente y entre sus clientes satisfechos se encuentran personajes conocidos de la escena política, cine, cantantes, deportistas de élite, ejecutivos, asesores financieros, profesionales de la salud, educación y pedagogía, abogados y gerentes de conocidas marcas y firmas a nivel mundial.

Más sobre Francisco Fernández: www.franciscofernandez.com

FACEBOOK: https://www.facebook.com/hipnoaprendizaje

¿Quién es Enrique Flores?

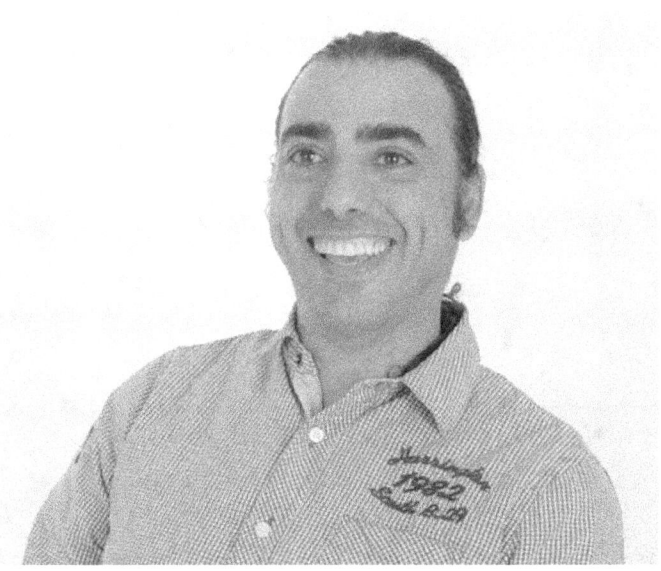

Enrique Flores es odontólogo licenciado por la Universidad Central de Barcelona desde hace dos décadas, entusiasta de la promoción de la salud a través de la nutrición humana .Posee estudios avanzados en nutrición ortomolecular y ejerce como dentista en su clínica privada en Palma de Mallorca.Inquieto, emprendedor y siempre dispuesto a ayudar a las personas.

Su visión es que la boca es la puerta de entrada de la salud o la enfermedad al organismo ser consciente de ello es vital....